눈바디

다이어트

눈바디 다이어트

인생을 바꾸는 체지방 감량, 근육량 증가의 기적

초 판 1쇄 2024년 05월 21일

지은이 이원웅
펴낸이 류종렬

펴낸곳 미다스북스
본부장 임종익
편집장 이다경, 김가영
디자인 임인영, 윤가희
책임진행 김요섭, 이예나, 안채원, 임윤정

등록 2001년 3월 21일 제2001-000040호
주소 서울시 마포구 양화로 133 서교타워 711호
전화 02) 322-7802~3
팩스 02) 6007-1845
블로그 http://blog.naver.com/midasbooks
전자주소 midasbooks@hanmail.net
페이스북 https://www.facebook.com/midasbooks425
인스타그램 https://www.instagram/midasbooks

© 이원웅, 미다스북스 2024, *Printed in Korea.*

ISBN 979-11-6910-651-1 03510

값 19,500원

미다스북스는 다음세대에게 필요한 지혜와 교양을 생각합니다.

눈바디

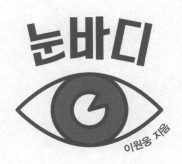

이원웅 지음

다이

어트

인생을 바꾸는 체지방 감량, 근육량 증가의 기적

미다스북스

_ 들어가며

부작용 없이 다이어트하는
눈바디 법칙

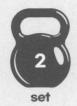

2
set

눈에 보이는 다이어트로
인생을 바꿔라

3 set

눈바디가 달라지는
13가지 건강 포인트

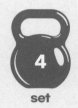

set 4

눈바디 다이어트
실전 워크북

_ 에필로그

다이어트가 점점 더
힘들어지는 이유

〈대한 비만학회〉 비만 통계 자료에 따르면 2012년부터 2021년까지 비만 유병률은 38.4% 증가 추세라고 합니다. 2021년 기준 49.2%의 남성 2명 중 1명이 비만이고, 27.8%의 여성 4명 중 1명이 비만입니다. 그리고 매년 비만인은 점점 증가하고 있습니다.

비만은 다양한 합병증을 유발합니다. 대표적으로는 고혈압, 지방간, 이상지질혈증, 담낭 질환, 관상동맥질환(협심증, 심근경색증), 제2형 당뇨병, 통풍, 뇌졸중, 대장암, 유방암, 수면 무호흡증, 월경이상, 골관절염 그리고 이제는 정신적인 질병까지 야기합니다. 체중이 과도하게 늘어나게 되면 우울증, 식이장애, 삶의 질 저하, 불안증, 자존감 저하, 직무능력 저하가 발생합니다. 몸뿐만 아니라 마음까지 병들어 사회적으로 발생하는 손실은 점점 커질 수 있습니다.

그 밖에도 '운동 부족' 현상으로 인해 '가동범위 불안정'이 발생됩니다. 이는 근육 가동 범위 약화, 근기능 저하, 근막 통증, 관절 약화를 점점 심하게 일으킵니다. 그렇게 되면 일상생활에도 문제가 발생하여 서 있거나 앉아 있기만 해도 통증이 발생합니다. 또한 몸을 사용하는 모든 자세에도 큰 괴로움이 느껴져 생활에 지장이 생길 수 있습니다. 그 결과 앞으로 다이어트가 점점 더 힘들어집니다.

회원님들에게 건강이라는 선물을 한 지 어느덧 10년이 지났습니다. 헬스 트레이너로 일하며 경험했던 일들과 다이어트 노하우, 회원님의 변화 과정, 체형이 변화되는 식사법 등 다양한 주제로 한 편의 이야기를 풀어가려고 합니다.

그동안 수업을 하면서 많은 깨달음을 얻게 되었습니다.

"더 깊이 알고 싶으면 남을 가르쳐라."라는 말이 있습니다.

저 또한 매일 공부하면서 회원님들에게 하나라도 더 알려드리려고 노력하고 있습니다. 그래서 공부하고 운동하고 노력하는 모습으로 하나씩 경험하고 달성해 보고 알려드립니다. 그렇게 하다 보니 감사하게도 오히려 제가 더 많이 배우고 몸에 대한 깊은 통찰을 가지게 되었습니다.

이 책에서는 제가 알고 경험한 것을 설명하려고 합니다. 그리고 이 책을 읽은 회원님들과 독자 여러분은 '실천'과 '행동'으로 변화를 가지고 앞으로의 삶을 건강하게 살았으면 좋겠습니다. 간혹 저랑 입씨름하는 회원님에게 이런 말을 종종 합니다.

"회원님 여기는 입으로 말하는 곳이 아닌 행동으로 보여주는 곳입니다. 말보다는 행동이 더 중요합니다."

저는 생각을 하면 바로 '실행'합니다. 그리고 실행하면서 알게 된 내용을 바탕으로 '수정 및 보완'하고 다시 실행합니다. 식단과 운동을 해서 실패해도 괜찮습니다. 실패? 실수? 다 좋습니다. 하지만 절대 포기하지 마세요. 포기하지 않는 순간 그 과정도 시도의 일부분입니다. 어제보다 나은 오늘을 위해서 한 걸음 나아가는 여러분을 응원합니다.

2023년 11월 어느 멋진 날

이원웅 헬스 트레이너

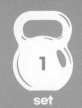

set

부작용 없이 다이어트하는
눈바디 법칙

과거의 나는 잊어라

> "과거로 인해 자신 스스로를 괴롭히지 마라. 대신 과거를 배움으로 사용하라. 왜냐하면 과거에 당신에게 무슨 일이 있었는지 그것은 지금의 당신이 있기 위해 준비를 시켜준 것일 뿐이니까 말이다."
>
> —로버트 테우

눈빛을 보면 다이어트 성공이 보인다

과거는 이미 지나간 때라고 한다. 과거에 있었던 황홀하고 좋았던 몸 상태를 아마 한번쯤 다들 경험했을 것이다. 그때가 본인의 전성기이다. 하지만 아쉽게도 '과거'이다. 지금 현재 몸 상태는 그렇지 못하다. 상담을 받으러 오는 PT 회원들 70%는 운동 전 자신감으로 넘친다. 그리고 예전에 나는 대단했다고 하면서 무시하지 말라고 당찬 포부를 밝힌다.

하지만 운동을 시작한 지 15분 정도 지나면 눈이 풀리고 근육 경련이 온다. 더불어 식은땀까지 흘리고 조금 쉬었다가 하자며 예전의 자신의 이야기를 쉴 새 없이 어필한다. 그렇게 한바탕 이야기를 다 듣고 나서 나는 조심스럽게 이야기를 한다.

"회원님 예전의 몸 상태를 저는 못 봐서 아쉽네요. 그럼 그때의 몸으로 다시 돌아가 보려고 노력해 볼까요? 자 이제 다시 해볼게요. 일어나시죠!"

그러면 다시 푹 한숨을 쉬시고 다시 열정적으로 운동을 한다. 그때 운동하는 것을 옆에서 보면 몸은 예전보다 못하지만 '눈빛'만은 반짝거리면서 운동에 집중한다.

그때 나는 이런 생각을 한다. '이 회원님은 앞으로 3개월 동안 5kg 이상은 빼고 체력도 훨씬 좋아지겠다.' 그리고 그렇게 3개월 후에는 7kg 감량과 더불어 주변 지인에게서 "요즘 운동하나? 체력이 좋다."라는 칭찬 연발을 듣게 되는 모습이다.

PT를 시작하고 초반 몇 번의 수업을 하면 회원의 미래가 그려진다. 그리고 그 미래 중 80%는 어김없이 맞춘다. 내가 대단한 능력이 있어서 그런 게 아니다. 그저 회원의 눈빛을 보고 그때마다 하는 행동을 보면서 예측을 하는 것이다.

과거에서 벗어나야 한다. 과거는 과거일 뿐이다. 현재와 미래는 내가 주도할 수 있다. 현실을 직시하는 3가지 방법을 소개한다.

1. 인정하기

일단 지금 나의 몸과 마음 그리고 먹는 식습관을 인정해야 한다.

인정하지 않으면 변화는 없다. 인정이라는 뜻은 사람이 본래 가지고 있는 감정이나 심정이다. 내가 가지고 있는 지금 감정을 인정하는 것이 필요하다.

사람은 인정하기를 두려워한다. 그리고 그것이 자신이면 다른 괴팍한 방법과 노력으로 그것을 회피하고 거부하려고 한다. 실제로 인정하고 실수를 반성하는 자세만 있다면 지구에 사는 사람들 모두 화합과 평화만 가득할 것이다. 하지만 인간은 인정하기를 무서워한다. 인정을 하면 마치 자신의 인생이 지워지고 없어지는 느낌마저 가지고 있는 사람이 많다. 내가 하는 일들을 합리화하며 여러 가지 말과 변명으로 그것을 정당화한다.

다이어트로 몸을 변화하려면 먼저 인정해야 한다. 자신이 예전과 다른 몸을 가지고 있다는 것을 말이다.

2. 기록하기

먼저 인정을 했다면 이제는 기록을 해 보자.

나는 다이어트를 간절히 원하는 회원에게 다이어트 일기를 작성하라고 한다. 헬스 트레이너와 공유를 해도 되고 본인만 봐도 된다. 내가 왜 이 음식을 먹어야 하는지 그리고 왜 먹고 싶은 욕구가 있는지 생각해 보

자. 이 음식을 먹었을 때 순간 감정은 어땠는지 알아보자. 이 음식을 먹고 난 후에는 어떤 감정이 생기는지 꼼꼼히 적으면 지금 내가 어떤 감정과 상황이 있어서 그것이 이런 방법으로 표출되었구나 알 수 있다.

그리고 '기록하기' 중 또 하나의 방법은 현재 나의 몸 상태를 알 수 있는 인바디 or 몸무게와 본인의 몸 사이즈를 측정하는 것이다. 몸무게 측정하는 것을 싫어하는 회원들이 많다. 거부반응이 나오는 것이다. 그럴 때마다 현실을 직시해야 한다. 나는 매일 몸무게를 측정하는 것은 반대한다. 매일 몸무게를 측정하게 되면 스트레스를 매일 받게 되어서 오히려 다이어트에 도움이 안 될 수 있다. 스트레스에 대해서는 뒷장에서 설명하겠다.

몸무게를 측정하기 가장 좋은 기간은 1주에서 한 달이다. 다이어트 초반에는 1주 정도로 측정을 해서 몸이 변하는 것을 확인하는 것이 좋다. 그렇게 변화가 되면 6개월 이후에는 한 달에 한 번씩 몸무게를 측정하면서 몸 상태를 확인하는 것이 도움이 된다.

3. 물어보기

인정하고 기록으로 남겼지만 그래도 자극이 없다면 내가 알고 있는 지인 5명에게 인터뷰를 요청하면 된다. 예전의 나와 지금의 내가 어떤 것이 다른지, 지금 나의 모습은 어떤 감정과 느낌인지 물어본다. 그리고 나에게 바라는 점이 있는지 자신에 대한 설명을 지인에게서 쭉 듣다 보면 어

떤 감정이 일어나게 된다. 그때 그 감정을 다시 본인의 다이어리에 적어
보자. 그 적은 내용이 이번 다이어트 여행에서 당신에게 가장 큰 도움이
될 것이다. 힘들거나 괴로울 때 그 다이어리에 적은 내용을 다시 읽어보
자. 위기가 기회가 될 것이다.

뚱뚱하다 말해줘요

최 회원과의 이야기이다. 9년 전 처음 최 회원을 '결혼 다이어트'로 만
났다. 결혼까지 기간은 4개월 남았고 다이어트가 시급한 상태였다. 상담
을 통해서 몸의 심각성을 확인했고 운동을 시작했다. 하지만 초반의 열
정과는 다르게 회원의 운동 능력이 낮은 상황이어서 부지런히 운동해야
했지만 운동을 잘 안 했다. '그냥 식단으로만 하면 되겠지.' 하며 너무 안
일하게 생각하는 모습을 보면서 나는 이야기했다.

"최회원님. 지금, 시간은 회원님 편이 아닙니다. 그리고 남들보다 운동
신경이 없으면 더 많이 노력해야 합니다."

그렇게 다시 동기부여를 하면서 격려하자 불이 붙으면서 운동의 빈도
를 높여가며 점차 몸이 변했다.

하지만 다이어트는 역시 쉽지 않고 다시 정체기가 왔다. 그때 최 회
원은 이야기했다.

"너무 힘드네요. 일이랑 운동이랑 병행하고 또 식단까지 하느라 너무
피곤해요."

하면서 아쉬움을 이야기했다. 나는 이 또한 당연한 결과이고 올라가면 다시 내려가기도 한다며 산으로 다이어트를 비유했다. 그렇게 이런저런 이야기로 자존감을 회복시켜 주자 조금은 마음이 진정되었는지 최 회원은 이야기했다.

"선생님. 저 지금 어때요? 뚱뚱하죠? 솔직히 뚱뚱하다 말해줘요. 주변에서 아무도 그런 말을 안 해주더라고요. 상처 안 받을 테니 말해줘요!"

라고 웃으면서 말했다. 그 말에 나도 안도를 하면서 말했다.

"그럼 솔직히 말할게요. 뚱뚱은 아니고 통통한 것 같습니다."

라고 대답하고 서로 웃으며 수업을 마쳤다. 그리고 이런저런 운동과 격려로 수업을 하면서 그 불이 꺼지지 않게 유지했다. 결국 7kg 감량이라는 목표를 달성하고 무사히 결혼식에 신부로서 신랑에게 걸어갔다.

운동도 해봐야 안다

우리가 산을 올라가면 초반에는 엄청 힘이 든다. 올라가면 올라갈수록 점점 숨이 벅차오르고 다리는 떨려 온다. 그리고 눈을 들어 정상을 보면 그 크기에 압도되어서 언제 저기까지 올라가나 생각이 든다. 하지만 20분, 40분, 1시간 점점 올라가다 보면 산 중반 그리고 산 정상의 코앞까지 올라간다.

그때 뒤를 돌아보면 순간 엄청난 짜릿함을 느끼게 된다. '내가 이 정도까지 왔나. 이제 정상까지 진짜 얼마 안 남았구나.'라는 생각에 그때는 별로 힘이 들지 않는다. 다이어트도 비슷하다. 초반에는 아무리 운동을 해도 변화가 없다. 그냥 몸만 힘들고 특히 운동을 시작한 1주일은 진짜 온몸이 쑤시고 누가 온몸을 때린 것처럼 근육통에 몸부림친다.

운동도 처음 하는 동작에 남들은 씩씩하게 잘하는데 나는 왜 이런 가벼운 무게로 쩔쩔매야 하는지 한숨만 나온다. 하지만 묵묵하게 걷다 보면 점점 무게도 올라가고 산 중반까지 올라가면 조금씩 몸의 변화가 찾아온다. 체중도 감량하고 몸의 라인도 변화한다.

그렇게 너무 괴로운 시간이 지나고 점점 적응단계로 올라오면 마치 내가 언제 그렇게 힘이 들었는지 운동을 하면서 몸에 에너지가 넘친다. 그때는 몸이 변화를 원하는 시점이라서 더욱 변화가 빨라진다. 그렇게 다이어트라는 산 정상에 올라가게 된다.

과거의 나를 잊자. 지금 본인의 몸 상태를 인정하자. 그때부터 우리의 몸은 변화할 수 있는 몸으로 바뀌게 된다. 기록을 하자. 나의 몸 상태를 정확히 알아야 나중에 슬럼프가 왔을 때 이겨낼 힘이 될 수 있다. 주변 사람에게 물어보자. 물어볼 사람이 없다면 담당 트레이너에게 물어보자. 예전과 지금이 얼마나 다른지 설명해 줄 것이다. 그렇게 한 걸음 한 걸음 걸어가면 된다.

천 리 길도 한 걸음부터

정확한 목표를 보며 나아가자

천 리는 약 392.72km 정도이다. 마라톤 거리가 42.195km이기 때문에 천 리는 마라톤의 약 9배의 거리이다. 절대로 하루 만에 갈 수 없다. 이렇게 먼 거리를 가기 위해서 우리는 준비를 해야 한다. 그냥 집 앞 편의점에 가는듯한 복장과 준비물로는 천 리는커녕 십 리도 쉽게 갈 수 없다. 우리는 먼저 현실을 직시하며 이제 다이어트를 도전하려고 한다. 그러기 위해서는 목표가 필요하다. 10리(3.927km)만 가고 싶어 하는 사람도 있고 70리(27.49km)를 원하는 사람도, 1,000리(392.72km)를 원하는 사람도 있다.

PT 회원과 만나면 처음 상담을 하게 된다. 그러면 나는 먼저 회원의 운동 목적과 목표에 대해서 물어본다.

"회원님은 어떤 목적이 있으신가요?"

그러면 다양한 답변이 나온다.

"한 10kg은 빼고 싶어요."

"20kg은 빼야 하겠죠?"

"그냥 3kg만 뺐으면 좋겠어요."

대부분 운동 목적에 대한 답변은 쉽게 이야기한다. 그럼 다시 이렇게 이야기 한다.

"그 정도 목표에 맞게 달성하려면 운동과 식단은 어느 정도 걸릴지 예상하고 있나요?"

라고 물어보면 다들 쉽게 답변을 하지 못한다. 아직 자기 객관화가 되지 못해서 그렇다. 사람마다 가지고 있는 준비물은 다양하다. 체력, 건강, 유연성, 근지구력, 근력, 운동능력, 운동신경, 운동 경험, 자신감, 끈기 등등 많은 준비물을 가지고 있는 회원은 조금 더 정확한 피드백이 가능하다. 하지만 운동을 해본 경험과 다이어트를 성공한 이력이 없는 상태에서는 그냥 허황된 메아리에 불과하다.

내가 가지고 있는 준비물을 보고 목표를 정해야 한다. 과도한 목표는 달성할 수 없는 막연한 목표 설정에 불과하다. 그건 성공 가능성이 극히

희박하다. 일단 목표는 크게 정해야 하는 것이 맞다. 그리고 그 목표를 세분화하는 방법이 필요하다. 큰 목표를 정했으면 그에 따른 작은 목표를 정해서 단계별로 달성을 하는 순서가 좋다.

한 PT 회원이 12kg 감량을 3개월 안에 하고 싶다면 한 달에 적어도 4kg을 감량해야 한다. 한 달에 4kg을 감량하고 싶으면 한 주에 1kg을 감량해야 한다. 지방 1kg을 칼로리로 변환하면 약 7,700kcal가 나온다. 그러면 내가 어느 정도 운동을 해서 칼로리를 빼고 식단을 관리해서 한 주에 지방 1kg을 빼야 할지 계산을 하면 답이 나온다. 예전에는 그냥 무작위로 운동을 하고 소식을 하면서 다이어트를 했다면 이제는 계산을 하면서 다이어트를 하는 시대이다.

계산을 해보자. 지금 내가 하루 총 섭취 칼로리가 어느 정도인지 그리고 운동량은 어느 정도의 칼로리를 소비하고 있는지 확인해 보자. 다이어트는 감으로 하는 것이 아닌 계산과 노력으로 하는 것이다. 쉽게 빼면 쉽게 빠지고 어렵게 빼면 어렵게 찐다.

3절의 필요성(절제, 절약, 절식)

"행동만이 삶에 힘을 주고, 절제만이 삶에 매력을 준다."

– 장 폴 리히터

우공이산의 교훈

다이어트에 들어가기 앞서 필요한 내용 중 하나가 '3절의 필요성'이다. 3절은 바로 '절제, 절약, 절식'이다. 한 가지씩 살펴보자. 먼저 '절제'이다. 다이어트에서 중요한 것이 절제이다. 절제를 못하면 매번 빠지는 요요의 순환고리에서 절대로 벗어날 수 없다.

절제는 자발적으로 무언가를 하지 않는 것이다. 남이 시켜서 하는 것은 절제가 아니다. 일단 먼저 스스로 절제력을 가지고 무언가를 안 할 의지가 있어야 한다. 그리고 그런 절제력을 발현한 상태에서 헬스 트레이너에게 도움을 받으면 더 큰 성과를 성취할 수 있다. 절제는 무언가를 하지 않는 것인데 그러면 반대로 무언가를 해야 하는 건 어떤 걸 해야 할까? 그건 바로 '행동'이다.

행동을 통해서 우리는 비로소 변화에 이르게 된다. 머리로만 알고 절제만 하면 1단계에서 벗어나지 못하게 된다. 2단계, 3단계로 올라가려면 행동을 해야 한다. 식단은 절제하고 운동으로 행동해서 변화를 추구하는 것 그것이 진정한 절제의 중요성이다. 사람은 누구나 에너지를 가지고 살아간다. 그 에너지를 어디에 쏟는지에 대해서 역사에 길이 남을 만한 큰일을 이루기도 한다.

'우공이산'이라는 고사성어를 들어 본 적이 있는가? "우공이 산을 옮긴다."는 뜻으로, 남이 보기엔 어리석은 일처럼 보이지만 한 가지 일을 끝까지 밀고 나가면 언젠가는 목적을 달성한다는 고사성어이다. 실제로 현대판 우공이산의 주인공이 있다. 인도에 사는 다시랏 만지라는 70대 노인이다. 이 노인은 1960년 위독한 부인을 데리고 병원으로 갔지만 가는 길이 너무 험했다. 그리고 병원과의 거리도 멀었다. 큰 산맥 하나만 넘으면 병원인데 그것을 가로지르지 못해서 먼 길로 돌아가야 했다. 그래도 포기하지 않고 만지는 먼 길로 아내를 데리고 병원에 갔다. 하지만 제때 응급치료를 받아야 하는 골든타임에 늦어서 만지의 부인은 숨을 거두었다.

이를 계기로 만지는 다른 이웃은 이 같은 일을 겪지 않게 하려고 망치를 들었다. 무려 22년 동안 망치와 정만으로 산을 깎아서 길을 만들었다. 그렇게 한 사람이 변화시킨 결과물은 이렇다. 길이가 110m, 언덕의 높이

가 9m, 폭은 약 8m이다. 만지의 기나긴 노력으로 그의 집에서 병원까지
의 거리가 약 40km가 줄어들었다. 그로 인해 그 이웃 사람들에게는 더
이상 만지 가족과 같은 일들이 일어나지 않았다. 한 사람이 많은 이의 목
숨을 구한 것이다.

여러분이 22년 동안 한 가지 운동을 꾸준히 한다면 과연 22년 후에는
어떤 일이 펼쳐질까? 아마도 아마추어 선수까지는 무난히 될 수 있지 않
을까? 하나의 행동을 꾸준히 하는 것은 다이어트에서는 너무 중요한 이
론이다. 내가 잘하는 운동 하나를 3개월만 꾸준히 해보자. 성과는 분명
나타날 것이다.

하루 식사량은 정해져 있다

다음은 '절약'이다. 절약은 꼭 필요할 때에만 써서 아낀다는 의미다. 소
비를 과하지 않게 하고 아낄 수 있는 건 아낀다는 의미다. 다이어트에서
필요한 덕목 중 하나인 절약은 바로 입에 들어오는 칼로리다. 입으로 들
어오는 많은 칼로리를 절약해야 한다.

그냥 무방비로 들어오는 칼로리는 엄청난 후폭풍으로 다가오게 된다.
먹어야 할 때만 입을 열어서 먹어야 한다. 그 이후의 시간은 먹지 않아야
한다. 절약을 생각하면 돈으로 생각하기 쉽다. 우리가 한 달 용돈을 10만
원 받는다고 하면 30일 동안 하루에 써야 하는 돈은 약 3,300원이다. 매
일 3,300원을 쓰면 한 달이 끝나고 다음 달에 다시 10만 원을 받게 된다.

하지만 일주일 만에 10만 원을 다 쓰면 어떻게 될까? 나머지 3주의 시간이 있지만 매일 써야 하는 돈은 있다. 그러면 '가불'을 받거나 '대출'을 받아서 사용하게 된다. 그렇게 정해진 날짜보다 미리 당겨서 쓰는 돈이 점점 많아지면 나중에는 '이자'와 '신용 하락'으로 '파산'을 하게 된다.

우리 몸도 똑같다. 한 달에 먹어야 하는 총 기초대사량은 정해져 있다. 우리의 뼈와 근육의 무게, 키, 몸무게, 나이, 성별에 따른 총 기초대사량은 사람마다 다르다. 그리고 우리가 하루 동안 움직이는 활동대사량도 다르다. 어느 누구는 회사원으로 하루 종일 의자에 앉아만 있을 수 있다. 또 다른 누구는 식당 서빙으로 계속 움직이는 일을 할 수 있다. 이 둘의 활동대사량은 차이가 있다.

이렇게 한 달에 먹어야 하는 활동대사량은 사람마다 다르지만 정해져 있다. 그것을 넘어가면 우리는 식단을 절약해야 한다. 마지막으로 '절식'이다. 절제와 절약처럼 비슷하다. 절식은 음식을 절약해서 먹는 것이다. 이건 하루를 계산하면 좋다.

내가 하루 총 칼로리를 정했다면 그것에 맞게 잘 분배해서 먹는 것이 필요하다. 하루에 먹는 총 칼로리가 2,400kcal라고 정했다면 이것을 아침, 점심, 저녁으로 잘 분배해서 먹는 것이 필요하다. 그리고 뒤에서도 자세히 설명하겠지만 '절식요법(간헐적 단식)'이라고 과거에 많이 먹었던 칼로리를 사용하기 위해서 기간을 정해서 안 먹는 방법이 있다.

돈으로 생각하면 한 달 용돈이 10만 원인 사람이 이번 달에 20만 원을 다음 달까지 끌어서 사용했으니 다음 달에는 한 달 동안 '한 달 무지출 챌린지'를 하면서 한 달을 버티는 것과 같은 이야기다. 미래에 먹을 칼로리까지 다 사용해서 먹었으면 그만큼 절식을 통해서 절제하는 것이 필요하다.

스트레칭의 중요성

회원들과 수업을 하면서 초반에 가장 중요하게 생각하는 것은 '스트레칭'이다. 어떤 이들은 "에이 뭐 운동하면 그냥 하면 되지 뭘 또 스트레칭까지 해."라고 이야기하는 사람도 있지만 스트레칭은 생각보다 중요하다.

우리가 운동을 시작하기로 마음먹었으면 머리로는 알지만 몸은 아직 준비가 안 되어 있다. 그래서 몸으로 하여금 '이제 운동할 거야 준비해.'라고 알려주어야 한다. 나이가 많을수록 그 준비를 더 미리 알려주어야 한다. 10대 때는 그냥 막 해도 쉽사리 다치지 않는다. 하지만 50대가 넘어가면 운동 전 스트레칭 없이 시작하다가 근육이 놀라서 부상이 생길수 있다.

운동선수가 훈련을 하는데 가장 중요하게 생각하는 것이 '스트레칭'이라고 한다. 마치 훈련의 가장 기초라고 할 수 있다. 그리고 평균적으로 20~40분은 스트레칭을 하는데 시간을 투자한다고 한다. 운동선수가 이렇게 스트레칭을 하는데 일반인은 얼마나 더 많은 스트레칭을 해야 할까? 특히 몸에 이상이 있는 사람은 필히 더 많은 스트레칭이 필요하다.

관절과 근육이 굳어서 가동 범위가 원활하지 못한 상태에서 수축과 이완을 하는 웨이트트레이닝을 하게 되면 안 된다. 근육의 가동성이 확보되지 못해서 운동의 질이 낮아지고 그에 따른 회복도 원활하게 이루어지지 않는다. 우리의 몸은 움직이게 만들어져 있다. 의자에 계속 오래 앉아 있거나 침대에 누워있는 생활이 반복되다 보면 근육이 약해져서 줄어들고 뼈와 인대가 거대한 몸을 지탱하게 된다. 그렇게 체형이 변형되면서 몸은 나빠지고 불균형을 초래할 수 있다.

운동 전에 꼭 스트레칭을 해야 한다. 그리고 운동 후에 마무리 운동도 해야 한다. 스트레칭의 효능으로는 관절 가동 범위 향상, 혈액 순환 증진, 순간적인 근수축에 의한 건의 손상 방지가 있다. 그리고 뻐근한 몸의 부위가 있다면 하루 날을 잡아서 그 부위의 스트레칭을 조금 더 해보자. 운동의 기초는 스트레칭에서 나온다. 근육을 사용하기 전에 내 몸을 먼저 체크하는 루틴을 가져보자. 좋은 스트레칭은 운동 중 다칠 수 있는 부상 가능성을 15% 줄여준다는 연구 결과도 있다.

컨디션의 효과는 수업 시간에서도 효과를 발휘한다. 컨디션이 너무 떨어진 한 PT 회원에게 스트레칭만으로 수업해서 몸의 활력을 경험하게 해드렸다. 수업이 끝나고 한 회원이 말했다.

"컨디션 최악이었는데요 선생님 덕분에 몸이 많이 편해졌어요. 너무 감사합니다. 이제 집에 가서 잘 잘게요."

수업 전 표정과 너무도 달라진 모습으로 센터를 나갔다. 손가락 하나도 까딱할 힘이 없을 때라도 운동을 해야 하는데 너무 지친 날에도 스트레칭은 꼭 해보자. 그리고 몸이 회복되면 그때 운동을 하자. 너무 힘들면 스트레칭만 하고 끝내도 된다. 행동을 하는 것과 머리로만 생각하는 것의 차이는 나중에 엄청난 차이가 있다.

웨이트트레이닝, 이것만 기억하라!

> "웨이트트레이닝은 몸을 강하게 만들 뿐만 아니라 마음을 강하게 만들어준다."
>
> — 아놀드 슈워제네거

모든 운동의 기초 : 근력 강화

2023년 현재 세계 인구는 80억 명이 넘는다고 한다. 이렇게 많은 사람들이 모두가 먹고 마시고 또한 운동을 한다. 이들에게는 한 가지 공통점이 있다. '모든 사람은 근력 운동을 해야 한다.'이다. 왜 근력 운동을 해야 할까? 그건 바로 '근감소증' 때문이다. 근육은 10대 성장기에 걸쳐서 큰 증가를 이루고 20대 후반에 정점을 올라간다. 그리고 서서히 30대 중반부터 근육이 줄어들면서 근력 운동을 안 하면 근육이 빠진다. 한 연구결과에 따르면 40대 중반부터 근력 운동을 안 하면 매년 3%의 근육이 감소한다고 한다. 60세 이후에는 급격히 근육 감소가 빨라지게 된다. 근력 운동을 꾸준히 해서 근육의 양을 최소한으로 빠질 수 있게 노력해야 한다.

근육 발달을 통해 강한 체력을 기르기 위한 저항 훈련을 우리는 '웨이트트레이닝'이라고 부른다. 저항 훈련이란 중력과 반대 방향으로 밀어내면서 몸을 더 강하고 튼튼하게 만들어주는 운동법이다. 세상에는 여러 가지 훈련이 있지만 저항 훈련은 모든 사람들에게 필요하다. 그만큼 인간에게 저항 훈련은 지구에서 살기 위한 또 하나의 과제다.

운동을 꾸준히 하게 되면 처음 중량이 나중에는 쉬워진다. 하지만 계속하던 무게만 고집해서 밀고 나가면 변화는 없다. 예전에 헬스장에서 근무하던 때 항상 같은 시간에 같은 복장으로 같은 루틴을 하던 아저씨 회원이 있었다. PT는 받지 않고 혼자서 운동을 했는데 3개월, 6개월, 1년이 지나도 그 아저씨 회원의 몸은 그대로였다. 그래서 8개월쯤에 인사하면서 간단한 운동을 알려드리겠다고 했지만 자신만의 루틴이 있으니 걱정하지 말라고 이야기를 하고 역시 같은 방법으로 운동을 했다. 루틴이 같더라도 무게와 개수가 다르면 점점 좋아질 수 있겠지만 그것마저 역시 같이 하는 모습에 아쉬움이 있었다.

웨이트트레이닝의 기본 원칙 중 하나는 점진적 과부하의 원리이다. 점점 저항의 세기가 높아지게 트레이닝을 해야 한다. 저항 부하의 강도를 올리지 않으면 우리의 근육은 성장하지 않는다. 근육의 성장은 생각보다 쉽게 이루어지지 않는다. 조금 더 강하고 정확하게 운동을 하지 않으면 성장은 어렵다. 근력 운동을 할 때는 단계별로 나눠서 운동을 하면 된다.

근력 강도의 4단계는 근지구력, 근 비대, 근력, 근파워이다. 처음 웨이트트레이닝을 접하는 사람에게 50kg, 100kg를 주면 모든 관절과 인대가 손상을 입을 수 있다. 처음에는 근지구력성 트레이닝으로 무게는 가볍게 하고 개수는 많이 하는 운동법이 좋다. 그렇게 운동을 하다 보면 점점 무게를 올리게 되고 헬스장 남성 회원 90%가 원하는 근비대 트레이닝을 하게 된다. 그리고 거기서 더 높은 곳을 원하는 사람은 근력으로 넘어가게 된다. 이때부터는 고중량을 다루면서 트레이닝을 한다. 이 책에서는 100kg 이상 다루는 것을 근력이라고 정의하겠다. 마지막으로 근파워는 선수가 되려고 하거나 근력을 뛰어넘는 극한의 힘이다. 최고 정점으로 초고중량을 다루면서 운동을 하게 된다. 근파워는 본인 중량 2~3배를 들어 올리는 힘이다.

헬스장에서 1~2명 정도가 이 분류에 속한다. 웨이트트레이닝은 깊게 파고 들어가면 어려운 학문이다. 정확한 복압을 다루는 속 근육과 유연한 인대와 건 그리고 근육을 가지고 있어야 한다. 또한 자신의 자세를 정확히 알고 한계를 뛰어넘기 위해서 도전하고 또 도전해야 한다.

웨이트트레이닝(무산소 운동)을 잘하는 방법 3가지

10년 이상 웨이트트레이닝을 하고 PT 수업을 하면서 깨달은 것을 공유하겠다.

첫 번째는 호흡이다.

웨이트트레이닝을 다른 말로 하면 '무산소 운동'이라고 한다. 무는 한자로 '없을 무'이다. 즉 산소가 필요 없다는 의미이다. 회원에게 수업을 하면서 비유를 할 때 물 속에서 잠수를 한다고 이야기한다.

"무산소 운동은 호흡이 필요 없습니다. 그래서 초반에 들이마시는 호흡이 정말 중요합니다. 그리고 그것을 가지고 있는 복부 압력도 중요합니다."

근지구력과 근 비대 트레이닝에서의 호흡은 수축할 때 내쉬고 이완할 때 들이마시면 된다. 하지만 근력의 단계로 넘어가면 한 개 할 때마다 호흡을 하게 되면 복부 압력이 약해져서 고중량을 들어 올리기가 어렵다.

〈복부 압력 = 복압〉은 생각보다 중요하다. 운동의 시작을 쉽게 해주고 부상을 방지해 주며 내가 할 수 있는 가능성을 높여준다. 고중량을 다룰 때는 물속에 잠수를 하듯이 깊게 숨을 들이마시고 복부 압력을 가지고 운동을 해야 한다. 산소가 필요 없지만 웨이트트레이닝은 그 무엇보다 산소가 필요하다. 많은 산소를 몸 안에서 잃어버리게 되면 우리 몸은 부작용이 생긴다. 뇌에 가야 하는 산소까지 가지 못하면 머리가 어지럽게 된다. 그래서 수업 중 머리가 어지럽다고 느끼는 회원은 산소를 충분히 들이마시지 못하고 운동을 해서 그렇다. 즉, 산소가 부족해서 그렇다.

웨이트트레이닝을 잘하기 위해서는 산소를 들이마시는 '흡기'능력이 좋아야 한다. 흡기를 키우는 방법은 '유산소 운동'이다. 순간적으로 많은 양의 호흡을 들이마시는 훈련을 하면서 심폐 지구력을 향상시켜야 한다. 유산소 운동과 무산소 운동은 서로가 상생하는 운동이다. 만약 무산소 운동에서 정체기가 왔다면 유산소 운동을 통해서 부족한 점이 없는지 확인해 보아야 한다.

두 번째는 음악이다.

헬스장이나 피티샵에 가면 음악이 틀어져 있다. 그리고 대부분 신나는 음악으로 선곡을 하는 경우가 많다. 이유는 신나는 비트를 통해서 심장박동을 높여서 더 높은 수준의 운동을 가능하게 만들 수 있기 때문이다. 다른 이유는 무산소 운동을 하면서 본인만의 리듬을 찾기 쉽게 만들어주기 위해서이다. 무산소 운동을 잘하는 사람은 음악도 잘하는 사람이 대체로 많다. 그리고 음악을 잘하는 사람도 무산소 운동을 잘하는 사람이 많다.

이처럼 어느 정도 고도로 올라오게 되면 운동하는 사람 각자만의 고유의 운동 리듬이 생긴다. 단순하게 수축과 이완을 하는 것이 아닌 '나만의 리듬'이 있다. 나는 이것을 '근리듬'이라고 한다. 우리는 각자의 근리듬을 찾아야 한다. 처음에는 담당 트레이너의 동작을 익히면서 모방을 하고 점점 나만의 근리듬을 찾아가면 된다.

근리듬은 수많은 헬스인의 운동을 따라 하면서 모방도 해보고 연구도 하면서 알아가면 좋다. 근리듬을 정확히 알고 운동을 하는 사람은 헬스장에서 10% 밖에 없다. 나머지는 옆 사람을 따라 하거나 전 사람의 동작을 모방하는 것에 지나지 않는다. 운동과 훈련을 통해서 나만의 근리듬을 찾아보자.

세 번째는 가동 범위이다.

'지피지기 백전불태'라는 말을 많이 들어보았을 것이다. 적을 알고 나를 알면 백 번 싸워도 위태롭지 않다는 뜻으로 객관적인 시선에서 나를 정확히 아는 능력은 무산소 운동을 할 때 매우 중요하다. 무산소 운동을 할 때 그냥 막하는 사람이 많다. 그리고 근육은 준비가 안 되었는데 그냥 무게부터 꽉꽉 올린다. 예전에 같이 근무하던 PT 선생님은 준비운동을 안 하고 근력 운동하면서 하다 보면 알아서 몸이 풀린다고 하며 운동을 하다가 근파열이라는 부상을 겪은 것을 본 적이 있다.

준비운동을 못하더라도 나만의 가동 범위를 알고 있는 인지능력은 중요하다. 무산소 운동에서의 한 번의 부상은 아쉽게도 완치가 불가능하다. 고중량을 다루는 운동이기도 하고 근육은 한번 부상을 당하면 완전히 치유가 되지 않기 때문이다. 100%가 아닌 98%, 99% 정도 회복하고 내려오게 된다. 그래서 무산소 운동을 잘하기 위해서는 가동 범위를 늘리는 것이 중요하다. 유연성이 필요하다. 하지만 막연한 유연성보다는 내가 컨트롤할 수 있는 유연성이 가동 범위이다. 가동 범위를 최대한 늘리고 확보한 상태에서 무산소 운동을 하면 백전백승할 수 있다.

웨이트트레이닝(무산소 운동)을 잘하는 방법 3가지

호흡 : 흡기 능력과 복압 컨트롤하기

음악 : 심장 박동 증가와 나만의 근리듬 찾기

가동 범위 : 인지능력 향상과 유연성 확보하기

재활 운동이 필요한 현대인의 숙명

> "내일은 더 나아질 것이라고 믿으면 오늘의 고난도 견딜 수 있다."
>
> — 틱낫한

현대인들의 망가진 몸

인간에게 가장 필요하지만 양날의 검 같은 발명품이 개발되었다. 바로 '컴퓨터'와 '스마트폰'이다. 컴퓨터와 스마트폰의 발명으로 우리는 가장 풍요로운 삶을 사는 최초의 인류가 되었다. 하지만 축복과 더불어 체형 변화라는 재앙도 가져오게 되었다.

키보드와 마우스 사용으로 어깨가 굽어지게 되었고 스마트폰의 사용으로 목이 점점 숙여지게 되었다. 그로 인해서 우리 몸은 점점 변하고 있다. 현대인들의 체형은 점점 앞으로 쏠리게 되었다. 무게 중심이 앞으로 쏠리게 되었으며 중부 승모근과 목 뒷근육은 힘을 잃어버려서 근육이 늘어나게 되었다. 그러면 어떻게 해야 변화된 몸을 정상으로 돌릴 수 있는가? 바로 웨이트트레이닝이 답이다. 근력 운동을 통해서 약해진 근육을 단련하고 강해진 근육을 잘 풀어주어 가동 범위를 늘리고 운동 가능한 몸으로 변화시켜야 한다. 현대인들이 가지고 있는 문제를 살펴보겠다.

1. 거북목(Text Neck)

'거북목증후군'이라고 불리는 이 증상은 스마트폰과 컴퓨터 모니터를 많이 보는 사람에게서 자주 나타나게 된다. 자세의 문제가 많은데 목과 어깨의 근육과 인대가 늘어나 있는 상태로 목이 정상보다 앞으로 쏠려 있는 자세이다. 흔히 거북이가 목을 뺀 상태로 돌아다니는 현상이랑 비슷해서 '거북목'이라고 한다.

거북목의 초기에는 어깨가 가볍게 뻐근한 증상이나 머리가 무거운 느낌이 들 수 있다. 하지만 점점 심해지면 승모근 근육이 딱딱하게 뭉쳐서 손가락으로 눌러도 눌러지지 않는다. 그리고 변형된 근육과 신경근이 목 근육의 신경을 누르면서 두통과 원활한 혈액 순환이 이루어지지 않는 답답한 상태가 될 수 있다. 또한 머리에 산소가 원활히 공급되지 않아서 신경이 예민해질 수도 있다.

거북목이 진행되는 초기에는 가벼운 근력 운동으로 체형교정을 진행하면 빠르게 교정이 될 수 있지만 어느 정도 진행이 된 상태에서는 정상으로 돌아가기가 쉽지 않다. 시간이 많이 걸린다. 그리고 트레이닝도 거북목 진행 초기보다는 괴롭고 힘들 수 있다.

재활 트레이너로 수업을 하면서 많은 PT 회원들이 체형교정을 목적으로 센터에 방문을 많이 한다. 그중 한 k 회원의 이야기다. 30대 중반의 k 회원은 키가 186cm 장신의 키를 가지고 있었다. 하지만 너무 심한 거북목으로 인해서 키가 줄어들어 보였고 자신감도 없어 보였다. k 회원은 "심한 거북목으로 인해서 남들의 시선을 받기 너무 힘들어요."라며 힘들다고 했고 나는 힘들어하는 회원을 달래면서 앞으로 잘 부탁한다고 이야기했다.

그렇게 수업이 시작되었고 수업마다 땀을 뻘뻘 흘려가면서 운동을 했다. 회원과 이야기를 하면서 거북목이 발생하게 되는 원인을 알게 되었다. 회원이 이야기했다.

"제 키가 너무 커서 사람들이 나를 위로 올려다보니 조금 더 가까이 볼 수 있게 배려하려고 시선을 아래로 보려 했어요."

남들을 배려하려는 목적으로 체형이 무너진 케이스였다.

평소 자세가 중요합니다

상황을 파악하고 1차적인 원인을 심리상태로 보고 이야기를 했다.

"회원님이 너무 아래로 보려고 안 해도 사람들은 알아서 잘 봅니다. 앞으로 과도하게 목을 숙이지 마세요."

그리고 다른 문제가 생겼다. 너무 오랫동안 근력 운동을 하지 않아서 목 주변에 있는 좋은 근육이 없었다. 나쁜 근육이 자리를 잡고 있었다. 그래서 나쁜 근육은 마사지와 근막 이완으로 달래주고 좋은 근육을 만들기 위해서 트레이닝을 했다. 그렇게 조금씩 자세가 교정이 되더니 나중에는 목이 조금씩 뒤로 가기 시작했다. 어느 정도 성과가 나오자 k 회원의 가족부터 시작해서 주변에서 이런 이야기를 했다.

"체형이 많이 좋아졌네."

"목이 펴져서 좋아 보인다. 운동 더 열심히 해봐."

칭찬을 듣자 더욱 근력 운동을 열심히 하기 시작했고 운동에도 자신감이 붙어서 더 열심히 하게 되었다. 체형교정을 원하는 회원들에게 나는 이렇게 이야기한다.

"회원님 웨이트트레이닝은 자세 교정 효과가 있습니다. 근력을 강화하게 되고 올바른 자세를 유도하면서 운동을 진행하기 때문입니다. 하지만 저와의 운동 1시간으로만 교정을 하고 센터를 나가서 23시간은 다시 원래대로 돌아오면 변화는 없습니다. 본인의 꾸준한 노력도 필요합니다."

체형교정은 말 그대로 바뀐 체형을 다시 돌아오게 하는 트레이닝이다. 이것은 절대적으로 시간이 필요하다. 1~2시간으로 체형이 바뀌지 않는다. 오랜 시간 동안 잘못된 자세로 인해서 자세가 변형이 된 것이다. 그러면 그만큼의 시간을 투자하고 노력해서 다시 변화를 할 수 있게 노력해야 한다.

2. 라운드 숄더(Forward Shoulder)

스마트폰과 컴퓨터 모니터 앞에 오래 있다 보면 어깨가 앞으로 말리게 된다. 그렇게 등이 굽고 어깨가 말리는 현상을 '라운드 숄더'라고 한다. 라운드 숄더는 거북목과 같이 올 수 있는 질환으로 심하면 회전근개 파열과 어깨충돌증후군으로 이어질 수 있다. 정확한 위치에 있어야 하는 어깨의 뼈와 근육들이 그 위치에 있지 못하면 팔을 들어 올릴 때 문제가 생길 수 있다.

어깨가 말리는 현상은 반대로 생각해 보면 등에 있는 근육들이 과도하게 늘어나서 생기는 현상이다. 그리고 앞쪽 근육은 짧아져 있다. 근육은 평소에는 그대로 있다가 힘을 쓰게 되면 수축하며 짧아져서 힘을 내고 긴장이 풀리면서 이완을 반복한다. 하지만 과도한 수축과 과도한 이완이 반복되면 근육은 다시 돌아오려는 시도를 안 하게 된다. 바로 '근육 탄력성'이 약해지는 현상이 발생한다. 라운드 숄더는 남성 회원보다 여성 회원에게서 많이 나타나는데 여성 회원들은 이렇게 이야기한다.

"가슴 때문에 어깨를 잘 못 펴겠어요."

"평소에 어깨가 말린지 잘 모르겠어요."

하지만 과도한 어깨 말림은 더 큰 부작용을 가지고 오게 된다. 너무 등을 펼 필요는 없지만 최소한의 정확한 자세로는 있어야 한다. 그리고 부족한 근육은 근력 운동을 통해서 트레이닝을 해야 한다. 광배근, 전거근, 승모근(중부, 하부), 후면 삼각근을 강화시키고 전면 부인 대흉근, 소흉

근, 전면 삼각근 등의 근육을 스트레칭하고 안정을 취하게 해야 한다.

사람의 몸은 3D로 이루어져 있어서 큰 틀에서는 비슷하지만 조금씩 근육의 모양과 크기, 길이가 달라서 운동을 진행하는 강도가 달리 이루어져야 한다. 그리고 어깨 말림으로 인해서 회전근개(극상근, 극하근, 소원근, 견갑하근)의 근육 위치도 달라지기 때문에 과도한 어깨 운동과 등 운동을 조심해야 한다.

오십견 환자가 젊어지고 있다

안전하게 운동을 진행하며 문제가 생기면 그 즉시 멈추고 바둑의 복기처럼 어떤 동작을 하면 문제가 생기는지 확인을 하고 알아야 한다. 혼자 운동하면서 문제가 발생하면 잘 기억했다가 담당 트레이너와 문제를 가지고 의논해야 한다. 체형교정은 절대로 혼자 할 수 없다. 미용사가 본인 머리는 못 깎는 것처럼 내가 운동하는 자세를 정확히 보는 것은 어렵다. 반드시 운동 지도자와 함께 체형교정을 훈련해야 한다.

10년 동안 수업을 하면서 느낀 점은 오십견 환자들의 나이가 점점 낮아지고 있다는 사실이다. 1년 전에는 20대 회원도 오십견 증상이 있다고 진단을 받고 운동이 필요해서 수업을 한 적도 있었다. 오십견은 어깨의 움직임에 제한이 있는 상태를 의미한다. 어깨 관절의 통증이 올 수 있고 팔을 들어 올리거나 운동할 수 있는 모든 범위가 제한되는 현상이다. 주로 50대에 많이 온다고 해서 오십견이라고 이야기하는데 처음에는 동결견이라고 부르기도 했다.

오십견의 특징은 '어깨의 불완전한 움직임'과 '가동 범위 약화'가 있다. 여러 가지 문제의 원인이 있겠지만 대체로 운동으로 어느 정도 해결이 가능하다. 어깨가 움직이지 못하는 원인 중 하나는 등 근육 중 하나인 광배 근육의 약화가 있다. 어깨 사용의 빈도도 줄어들고 움직임도 없는 상태에서 어깨는 굳어질 수도 있다. 또한 라운드 숄더로 인해서 광배 근육이 약화가 되면 어깨의 움직임이 제한되게 된다. 그렇게 되면 어깨의 통증으로 이어질 수 있다.

적절한 조기 조치와 운동으로 어깨의 사용을 높여야 한다. 운동으로 모든 것을 해결할 수는 없지만 운동을 통해서 도움을 받을 수는 있다. 운동은 부상 예방과 근력 강화의 목적으로 접근해야 한다.

3. 골반 불균형(Pelvic Imbalance)

우리는 본능적으로 느낄 때가 있다. '나의 몸이 지금 불완전하구나.', '골반이 삐뚤어진 것 같다.' 그렇게 생각하고 거울을 보면 정면에 가장 높이 올라와 있는 골반의 장골을 확인하게 된다. 내 장골의 위치는 왼쪽과 오른쪽 수평이 맞을까? 한쪽이 내려가지 않았을까? 이렇게 확인하면 조금의 차이가 있음을 느낀다.

스쿼트를 할 때 유독 오른쪽 무릎이 앞으로 나오는 PT 회원이 있었다. 그 회원에게 아무리 설명을 하고 알려주어도 머리로는 알겠는데 몸이 안 된다고 했다. 그래서 왜 이 회원만 자세가 안 나올까 생각을 하다가 뒷모습을 보았는데 엉덩이 높이가 조금 다른 것을 느꼈다. 바로 골반의 위치를 보고 무릎의 높이를 측정했다. 그리고 골반의 불균형을 체크하고 교정운동을 시켰다. 그러자 스쿼트를 정확한 자세로 운동을 할 수 있었다.

골반의 균형을 잡으면 하체 부종도 막을 수 있다. 골반 한쪽이 틀어졌다면 한 다리는 분명 좁아져 있기 때문에 혈액이 원활하게 돌지 못하고 좁아지게 된다. 그러면 부종이 생길 수 있다. 하체로 가는 길이 좁아지지 못하도록 골반의 관리를 잘해야 한다. 그리고 골반은 상체와 하체를 연결해 주는 통로다. 이 통로가 안정적으로 받쳐주지 못하면 더 큰 힘을 사용하는 데 문제가 될 수 있다. 근육을 강화하려는 목적으로 운동을 한다면 나의 골반이 정확한지 체크를 해야 한다.

골반도 휴식이 필요하다

골반의 불균형은 생활 습관 자세를 보면 알 수 있다. 주로 다리를 꼬거나 짝다리를 짚고 있는 경우 골반의 불균형을 발생시킬 수 있다. 또한 골반이 왜 변형이 되었는지 큰 틀에서 확인을 해야 한다. 골반이 아프거나 불편하면 그 위와 아래의 주변 근육은 어떤지 체크를 해야 한다. 허리 통증이 있거나 엉덩이 근육이 아프면 골반의 불균형이 올 수 있다. 또한 뼈의 문제일 수 있으니 관절 부분도 체크를 해야 한다. 발바닥 중에서 발아치가 무너지면 정강이뼈와 대퇴골을 거쳐서 골반까지 무너질 수 있다.

PT 회원과 수업을 하면서 골반이 불균형한 것 같다고 이야기가 나오면 제일 먼저 확인하는 것은 스트레칭 유무이다. 운동 전에 충분한 스트레칭과 골반의 휴식이 되어야 한다. 그리고 대부분의 회원들은 골반을 제대로 움직일 수도 없다. 골반을 사용하거나 골반을 풀어준 적은 역시 없다. 골반을 스트레칭 해주어야 한다. 그리고 골반을 운동으로 사용해야 한다. 골반을 사용하면서 운동하는 것은 케틀벨 스윙이 대표적이다. 케틀벨 스윙에서 골반을 정확하게 밀어주는 훈련을 하면 골반의 내전, 외전 움직임이 활성화된다. 운동을 통해서 골반의 움직임을 더 극대화하면 좋다. 스트레칭으로는 요가 동작 중 고양이 자세와 백워드 락킹 자세가 있다.

골반은 정말 중요한 신체 부위다. 골반이 약하면 상체 근육과 하체 근육이 정상적으로 운동하기 어려워진다. 보이지 않는다고 가볍게 여기면 안 된다. 골반을 중요하게 생각하고 스트레칭으로 관리해야 한다. 그리고 운동으로 건강하게 만들어주어야 한다. 여러분의 골반은 소중하다. 이제 올바른 자세로 골반 관리를 해보자.

-

건강한 몸을 위한 올바른 음식

> "과한 욕심은 우리를 만족시키지 못하고, 끝없는 욕망 속으로 이끈다."
>
> – 에픽토테스

탄수화물 중독

인간은 잘 먹어야 한다. 그렇다 '잘' 먹어야 한다. 하지만 '무엇을', '잘' 먹어야 하는지에 대한 본질을 알아야 한다. 인간은 7대 영양소를 먹어야 한다. 탄수화물, 지방, 단백질, 비타민, 섬유질, 무기질, 수분이다. 하지만 우리가 좋아하는 것은 면, 빵, 떡이다. 100명의 회원들에게 이렇게 물어보았다.

"회원님 다이어트 끝나면 뭐가 제일 먹고 싶어요?"라고 물어보면

90% 이상의 회원들이 이렇게 답한다.

"달달하고 부드러운 치즈케이크랑요, 초코머핀을 너무 먹고 싶어요.

그리고 짜장면이랑 스파게티를 안 먹은 지 백 만년이네요! 아! 그리고 힘들었던 하루에 행복을 주는 시간으로 야식에 라면과 김치를 먹고요. 마지막으로 제가 인절미를 진짜 좋아하거든요. 인절미 너무 먹고 싶어요!"

하루 종일 말해도 끝나지 않을 것 같다. 그렇게 이야기를 듣다 보면 이 3가지로 통한다. 면, 빵, 떡 모두 공통점이 있다. '정제탄수화물'이다.

현대인들은 정제탄수화물에 중독되어 있다. 정제탄수화물은 아무리 먹어도 질리지 않는다. 이유는 인간이 먹어야 하는 영양소가 정제탄수화물만 있지 않기 때문이다. 우리 몸은 계속 다른 영양소를 원하지만 인간은 본인이 먹고 싶은 것만 먹는다. 그렇게 칼로리 섭취 과잉으로 우리는 비만이라는 질병에 노출되면 살이 찌게 된다.

바쁜 현대인에게 중요하게 작용하는 요소 중 하나는 '속도'이다. 밥도 빨리 먹어야 하고, 준비도 빠르게 해야 하고, 이동도 빠르게 해야 한다. 정제탄수화물을 먹게 되는 요소 중 하나도 '빠르게' 먹을 수 있어서다. 그리고 쉽게 먹어야 한다. 면, 빵, 떡, 이 3가지 정제탄수화물은 고농축으로 압축된 칼로리 폭탄이다. 이런 폭탄을 빠르게 많이 먹는다면 과연 우리 몸에 얼마나 많은 영향을 미치게 될까? 과한 것은 모자란 것보다 위험하다. 오히려 몸에서는 조금 모자란 영양 섭취가 더 이로울 때가 있다. 정제탄수화물을 줄여보자. 그리고 비정제 탄수화물의 비중을 높여보자. 비정제 탄수화물은 통곡물 음식, 뿌리채소 및 과일이다. PT를 처음 하는 회원에게 나는 식단에 대한 조언으로 이렇게 이야기한다.

"회원님 처음 한 달은 기본적으로 먹는 식단에서 정제탄수화물 양만 절반으로 줄여볼게요."

그러면 초반의 의욕으로 적게 먹게 되고 운동과 식단을 병행하면서 노력하면 다음 달에는 변화된 모습으로 운동에 온다. 식단을 관리하기 어렵다면 정제탄수화물부터 줄여보자. 내가 좋아하는 것이 어떤 탄수화물인지 단백질인지 지방인지 체크해 보자. 좋아하는 게 모두 정제탄수화물이면 많은 절제가 필요하다. 정제탄수화물 중독에서 빠져나오는 상상을 해보자. 정제탄수화물은 많이 먹게 되면 더 먹을 수 있지만 적게 먹으려고 노력하고 줄이게 되면 조절할 수 있다.

단백질 과다 섭취

운동을 하면 무조건 단백질을 많이 먹어야 한다고 생각한다. 반은 맞고 반은 틀렸다. 사람이 흡수할 수 있는 단백질의 양은 한계가 있다. 그리고 동양인은 서양인에 비해서 단백질 동화작용이 낮다. 단백질은 여러 개의 아미노산으로 이루어진 고분자 화합물이다. 단백질은 동물성 단백질과 식물성 단백질로 나누어 있다. 주로 남자는 동물성 단백질로 단백질을 섭취하지만 여자는 식물성으로도 충분히 멋있는 몸을 만들 수 있다.

PT 회원에게 단백질을 많이 먹으라고 조언을 하고 식단을 체크하면 너무 과하게 먹는다. 적당량을 찾기가 쉽지 않다. 여자는 한 끼에(닭가슴살 기준) 100~150g, 남자는 150~200g이면 충분하다. 그 이상을 먹는다면 소화를 하지 못해서 다 배출이 된다. 그리고 단백질원이 아닌 식품에서도 단백질은 들어 있다. 우리가 탄수화물이라고 생각했던 쌀밥에서도 단백질이 있다. 1인분(300칼로리 기준)에 탄수화물 65.2g, 지방 1g, 단백질 5.7g이 들어 있다. 이로써 단백질을 계산하려면 탄수화물까지 고려해야 한다.

단백질을 과하게 섭취하게 되면 신장에 부담을 가하게 된다. 단백질을 분해하는 과정에서 체내 질소 노폐물이 평소보다 많이 형성되어 콩팥에 부담을 주게 된다. 대한 신장 학회 자료에 따르면 성인 7명 중 1명은 콩팥 기능이 좋지 않다고 한다.

단백질을 과잉 섭취하게 되면 콜레스테롤 수치가 높아지게 된다. 이는 건강에 큰 문제가 된다. 콜레스테롤은 혈액에서 왁스 같은 물질이다. 우리 몸에 필요하지만 너무 과하게 많아지면 혈관에 지방 침착이 생길 수 있다. 그렇게 콜레스테롤이 과잉으로 몸에 쌓이면 혈관을 막게 되고 심장마비나 뇌졸중을 일으킬 수 있게 된다. 심장병의 위험도 높아지게 한다.

TDEE 다이어트 계산하기

단백질을 적정하게 먹기 위해서 TDEE를 소개한다. TDEE란 (Total Daily Energy Expenditure) 약자로 하루 에너지 총 소비량이다. TDEE를 계산할 때 4가지를 알아야 한다. 기초대사량(BMR), 운동(EA), 식이성 발열효과(TEF), 비 운동성 활동 열 생성(NEAT)이다. 하나씩 살펴보면 이렇다.

기초대사량(BMR) : 하루 동안 아무것도 안 해도 빠지는 칼로리

운동(EA) : 몸을 움직여서 소모되는 칼로리

식이성 발열효과(TEF) : 음식을 먹고 소화시키기 위해 소비되는 에너지

비 운동성 활동 열 생성(NEAT) : 일상생활을 하면서 움직이는 에너지

쉽게 설명하기 위해서 예시를 들어보겠다. J 회원이 있다. 여성, 25
살, 160cm, 65kg이다. J 회원의 기초대사량(BMR) 지수는 1,434Kcal이
다. J 회원은 활동을 산책을 하고 일주일에 1~2회 정도 운동을 한다. 그
러면 TDEE 지수는 1,972Kcal이다. TDEE 지수가 나오면 그것을 가지고
단백질, 지방, 탄수화물 비율을 설정하면 된다. 4:2.5:3.5의 비율로 설정
했다. 그러면 단백질 섭취량은 197g, 지방 섭취량 55g, 탄수화물 섭취량
173g이 나온다. 이렇게 J 회원은 하루 단백질 섭취량을 197g을 먹고 운
동 목적에 맞춰 운동을 하면 원하는 체형으로 갈 수 있다.

　단백질 과잉 섭취를 하지 말자. 과하게 먹으면 문제가 생긴다. 나만의
적정한 단백질 섭취를 해야 한다. 식단에 대해서 모르는 게 있으면 담당
트레이너와 상의하자.

가공식품의 반란

'가공식품'이란 식품을 여러 방법으로 처리해 저장성을 높인 식품을 의

미한다. 좋은 의미로는 저장을 오래 해서 보관해서 먹을 수 있다. 하지만 그로 인해 필수로 먹어야 하는 영양성분이 가공 과정을 통해 빠져나간다. 그렇게 '반만 있는 식품'으로 바뀐다. 영양을 먹으려면 확실히 먹어야 하는데 반만 있는 영양을 먹게 되면 그 영양을 채우기 위해서 우리는 더 먹어야 한다.

정제 과정을 거친 식품은 '많이' 먹을 수 있다. 우리가 오렌지주스 1잔을 마시려면 30초면 된다. 하지만 오렌지주스 1잔 분량이 되려면 오렌지 4~5개가 필요하다. 그리고 가공식품을 맛있게 만들기 위해서 연구를 하면서 '액상과당'과 'MSG'를 넣게 된다. 이것은 우리 몸에 인슐린을 자극해서 살이 찌게 만든다.

사람은 신기하게도 배가 고프다고 하면서 군것질을 아무렇게나 한다. 하지만 군것질은 군것질일 뿐이다. 영양이 부족하니 또 배가 고프다. 그리고 가공식품을 먹게 되면 중독이 되면서 이것 없으면 절대 안 될 것 같다는 생각이 든다.

"치킨 먹고 싶어 죽겠다."

"짜장면 먹으면 소원이 없겠네."

"떡튀순 너무 먹고 싶다." 하는 사람은 많이 있다.

하지만

"포도 먹고 싶어 죽겠다."

"깻잎 한번 먹어보는 게 소원이다."

"브로콜리 너무 먹고 싶다." 하는 사람은 없다.

이것은 사람의 입맛을 자극해서 더욱더 먹으라고 하는 인위적인 맛이 있기 때문이다. 우리는 '자연의 맛'을 먹어야 한다. 더 이상의 화학물질로 우리 몸을 더럽혀서는 안 된다. 산업혁명 이전에는 가공식품이 없었다. 그러므로 우리는 가공식품 없이도 살아갈 수 있다. 가공식품에 너무 노출이 되면 질병이 발생한다. 먹을 때는 행복하지만 먹고 나서는 큰 병으로 생을 마감할 수 있다. 먹는 건 1분이지만 빼는 건 1시간이라는 이야기가 있다. 요즘에는 그 시간이 더 걸린다. 현대인들은 점점 더 약해지고 운동량이 감소하고 있기 때문이다.

가공식품을 멀리하자

자연에서 오는 것은 절대 중독되지 않는다. 수업하면서 회원과 이야기를 하면 항상 나오는 질문이 있다.

"선생님 이거 먹어도 돼요? 이건 어떤 것이 들어 있고 이런 효능이 있으며…."

어떨 때면 이 제품 홍보대사인 것 같다고 생각이 든다. 그렇게 잘 듣고 나서

"이건 면, 빵, 떡 중 어떤 건가요?"

라고 물어보면 다시 흥분해서 이 제품에 대해 설명을 한다. 아쉽게도 세상에는 두 마리 토끼를 잡는 방법은 없다. 그렇게 유도를 할 뿐이다.

화장품 광고에 나오는 연예인이 그 제품으로 피부가 좋아지지 않았다. 이미 피부가 좋으니 그 광고를 하는 것뿐이다. 다이어트 약과 제품도 똑같다. 내가 헬스 트레이너라서 그런 게 아니라 실제로 운동을 좀 하는 사람은 그런 제품으로 몸을 만들지 않는다. 덤벨과 바벨로 만든다. 사람도 가공식품을 먹으려고 태어나지 않았다. 오히려 과한 가공식품의 섭취는 몸에 무리가 갈 수 있다.

가공식품을 멀리하자. 끊을 수 없다면 줄이자. 한 달에 20번 먹었으면 10번, 5번으로 줄이자. 그렇게 조금씩 가공식품을 멀리하고 '클린 푸드'로 먹자. 클린 푸드의 뜻은 깔끔한 음식이다. 클린 푸드의 조건은 열량보다 취하고자 하는 영양 밀도가 높은 음식이다. 그리고 3대 영양소의 비율이 고려되는 음식이자 가공을 거치지 않는 식품이다. 내가 PT 회원에게 강조하는 것은 자연에서 온 그대로 최대한 손상하지 않고 먹는 것이라고 이야기한다. 자연 그대로 먹는 것이 인간에게 가장 좋다.

–

헬스 트레이너의 다이어트 원칙

> "무언가를 열렬히 원한다면 그것을 얻기 위해 전부를 걸겠다는 배짱을 가져라."
>
> – 브렌던 비언

바디프로필 촬영기

10년 전만 해도 헬스 트레이너를 준비하려는 사람들에게 바디프로필은 필수가 아니었다. 건강한 몸을 잘 만들어서 PT 회원을 지도하는 것만 원했다. 하지만 이제는 바디프로필을 찍지 않고는 트레이너를 시작하기 어렵다. 나는 지금까지 3번의 바디프로필을 촬영을 했다. 이번 시간에는 바디프로필을 촬영하면서의 노하우나 팁을 설명하겠다.

처음 바디프로필을 촬영한 건 9년 전이다. 회사에서 트레이너 모두에게 바디프로필을 찍자고 제안을 했다. 거의 반강제였으나 나도 앞으로 트레이너를 할 거라면 바디프로필은 한번 찍어야 한다고 마음을 먹었기에 나쁘지 않은 조건이었다. 그렇게 나에게 6개월이라는 시간이 주어졌다. 하루 1~2번 근력 운동과 유산소 운동을 병행하고 강도를 높여가며 운동을 했다. 하루 종일 바디프로필을 잘 찍기 위해서만 온종일 생각하고 연구했다. 그 시절에는 회원과의 대화가 온통 바디프로필에 관련된 이야기였으니 지금 생각해 보면 그때 회원들이 내 이야기를 잘 들어줘서 감사하다.

퇴근은 밤 12시라서 마감을 다하고 마음 맞는 PT 선생님과 같이 새벽 2~3시까지 운동을 하고 하루를 마무리했다. 세상에 두 마리 토끼를 다 잡을 수는 없다. 나는 바디프로필을 준비하면서 잠은 포기했다. 지금은 바디프로필을 아무나 찍을 수 있어서 좋은 정보를 쉽게 알 수 있었지만 그때는 선생님들끼리 주먹구구식으로 서로 보고 들은 내용을 바탕으로 준비를 했다. 가장 중요한 것부터 말하자면 역시 '운동'이다. 바디프로필을 찍으려는 사람에게 운동은 숨을 쉬듯이 너무 당연한 것이다. 인생에서 미치도록 노력해야 하는 순간이 있다면 '바로 지금!' 일 정도로 더 좋은 몸을 향한 구체적인 열망을 가지고 운동을 해야 한다.

바디프로필 촬영을 준비하는 시기는 운동 수행 능력이 매우 상승하는 기간이다. 딴생각 안 하고 오로지 근력을 최대한으로 상승하려고 하는 시간이다. 나 또한 바디프로필을 준비하면서 몸에 대해 알아가는 한층 깊어지는 시간이 되었다. 그리고 이때는 중량을 올리기 위해서 더 노력하는 시간이었다. 잘 먹으면서 운동을 하면 오히려 힘이 없다. 하지만 약간 허기가 진 상태에서 근력 운동을 하면 약간 독기가 오르면서 더 하게 된다. 그렇게 근육은 성장한다.

바디프로필은 내 인생에 가장 젊은 날의 기록이다. 누군가를 위해서 찍는 것도 아니고 남에게 꼭 보여줘야 할 필요는 없다. 한 회원은 바디프로필 촬영을 잘하고 만족도 했지만 그 결과물은 아무 곳에도 안 올리고 휴대폰 사진첩에만 있었다. 다른 회원과 너무도 다른 회원의 행동에 나는 물었다.

"다른 회원님들은 적어도 카톡 프사라도 올렸다가 지우는데 회원님은 아무 곳도 안 올리시네요?"

회원이 답했다.

"제가 바디프로필을 촬영하는 목적은 남에게 보여주는 것이 아니라 그냥 나만 보려고 한 거예요. 저는 지금도 만족합니다."

인생에 바디프로필 한번은 찍어야 한다는 것에 나는 찬성한다. 촬영을 준비하면서 희로애락을 경험하게 될 것이다. 내면과 외면의 성장 또한 보너스다. 처음 바디프로필을 준비할 때 태닝도 같이 진행했다. "몸이 더 좋아 보이게 만드는 것은 역시 태닝이 최고다."라는 한 PT 선생님의 말에 나 또한 같이 태닝을 다녔다. 남자들끼리 우르르 몰려가서 옷을 벗고 서로 등에 오일을 발라주며 몸에 대한 이야기도 하면서 준비를 했다.

날이 좋은 날에는 옥상에 올라가 태닝 오일을 발라서 누었다. 나중에 촬영을 하고 나서 깨달았다. 태닝도 좋지만 촬영 조명과 포토샵으로 몸의 색 조절이 가능하다는 사실이다. 그래서 다음 촬영부터는 태닝은 하지 않았다. 그냥 몸을 더 만들기에 집중했다.

바디프로필 식단 원칙

바디프로필 촬영에 있어 중요한 것은 역시 '식단'이다. 다이어트를 잘하기 위해서는 식사조절을 해야 한다. 이건 너무나 중요하다. 어떤 PT 회원은 말한다.

"선생님 먹는 것 빼고 운동만 열심히 하면 안 되나요? 식단은 너무 힘들어요. 차라리 운동을 더 열심히 할게요. 안 돼요?"

그러면 나는 웃으며 팩트를 전한다.

"회원님 잘 먹고 잘 운동하면 건강한 돼지가 됩니다. 다이어트에서 식단은 운동보다 중요합니다. 비율로 따지면 7:3입니다. 하지만 운동을 안하면 지방이 축 처지게 됩니다. 그래서 운동도 같이 병행하셔야 합니다."

바디프로필을 준비할 때 자신만의 원칙을 정하고 도전을 해야 한다. 나는 정제탄수화물(면, 빵, 떡) 그리고 과자, 튀긴 음식 등등 먹으면 안 될 것 같은 음식은 완전히 차단했다. 선택과 집중은 바디프로필을 촬영하는데 정말 중요하다. 사람은 태어나서 죽을 때까지 다 때가 있다. 먹을 때가 있고 잘 때가 있고 공부할 때가 있고 운동할 때가 있다.

바디프로필을 촬영하려 마음을 먹었다면 본인이 정한 그 기간에는 자신이 정한 원칙을 지켜야 한다. 먹는 건 촬영을 하고 나서 마음껏 먹어도 된다. 실제로 한 PT 선생님은 바디프로필을 찍고 7일 뒤에 10kg이 쪘다고 했다. 식사 패턴과 양은 사람에 따라서 다르지만 기본적으로 알아야 할 것은 '소식'이다.

적게 먹어야 한다. 내 몸의 지방을 빼려면 많은 노력이 필요하다. 운동만으로는 생각보다 안 빠진다. 그리고 체지방 10% 이하로 진입하게 되면 아무리 노력해도 빠지는 속도가 늦어진다. 100kg인 사람이 20kg 감량하는 것과 60kg인 사람이 55kg 빼는 것은 차원이 다르다. 이미 본인의 체지방이 평균보다 적은 상태에서 더 감량을 하려면 우리 몸은 반발력으로 저항을 한다. 그래서 이 기간에 실수로 잘못 먹으면 갑자기 확 체중이 늘어날 수 있다. 이유는 체내 흡수량을 예전에 풍요롭게 먹었을 때는 30%로 흡수하고 나머지는 체외로 배출했다. 하지만 체중 감량을 할 때 음식이 안 들어오고 있는 상황에는 우리 몸은 '앞으로 굶어 죽는구나.'라고 생각해서 다음에 들어오는 음식을 체내에 지방으로 전환하고자 70~80%로 흡수를 해서 지방으로 더 많이 보관하려고 한다.

사람의 의식주 중에서 식을 통제한다는 것은 정말 괴로운 일이다. 이건 도전을 해본 사람만이 알 수 있다. 바디프로필을 촬영하는 모든 이에게 존경을 표한다. 한번 촬영을 한 사람은 한 번으로 끝내지 않는다. 바디프로필은 한 번도 안 한 사람은 있어도 한 번만 하는 사람은 없다고도 한다. 그만큼 열심히 준비하는 사람은 하나의 작은 성공을 맛보았기에에 큰 성취감으로 자신감을 얻고 다시 도전한다.

바디프로필 준비 기간

바디프로필을 준비하는 데는 준비 기간이 길면 길수록 좋다. 하지만 내가 추천하는 것은 6개월이다. 3개월은 너무 짧다. 사람이 변화를 갖기 위해서는 적어도 12주의 운동이 필요한데 3개월이 지나면 그때부터 조금씩 바뀌기 시작한다. 그리고 운동에 대한 성취와 식단에 대한 변화 과정도 불확실하다. 바디프로필 2번째 촬영 때 시간이 없어서 3개월로 준비를 했었는데 아쉬움이 많이 남았다.

촬영이 10일 전후가 되면 그때의 몸은 이미 준비가 되어 있어야 한다. 그렇게 더 근육을 세밀하게 깎고 다듬는 시간이다. 유산소 운동도 적극적으로 하면서 근육이 더 선명하게 보일 수 있도록 준비한다. 이때 신기한 점은 유산소 운동을 하면서 '먹방'을 보게 되었다. 나는 태어나서 그때까지 '남이 먹는 영상을 굳이 왜 봐?' 하는 생각이 있었다. 하지만 한 PT 선생님이 유산소 운동을 하면서 먹방을 보는 것을 옆에서 보고 나도 보게 되었는데 왜 보는지 알 것 같았다. 보는 시간 동안은 배고픔이 일시적으로 사라지는 것을 느꼈다. 그리고 입에서 침이 고여서 목이 안 마르게 되었다. 이것을 보면서 느낀 점은 절대로 사람은 쉽게 판단하고 말을 함부로 해서는 안 된다는 것이다.

먹방을 보는 사람들에 대해서 이해를 못 했지만 나도 봐야 하는 상황이 생기자 오히려 먹는 것을 응원하고 너무 맛있게 먹는 것을 좋아하게 되었다. 하지만 촬영이 끝나게 되자 언제 그랬냐는 듯이 먹방을 보지 않게 되었다. 사람마다 다르지만 식욕을 제어할 다른 창구를 만들어야 한다. 운동은 당연하게 들어가야 한다. 그리고 배가 고프면 고프다고 나의 감정을 솔직히 털어놓을 만한 사람 한 명쯤은 있어야 한다. PT를 받는다면 담당 선생님과 대화를 하면서 이겨 내보자. 말을 안 하고 속으로 삼키면 오히려 생각으로 먹는 상황이 현실로 펼쳐질 수 있다. PT를 받지 않는다면 카페나 여러 커뮤니티에 바디프로필을 준비하고 있는 사람들과 친분을 쌓을 수도 있다. 혼자서 준비하기는 힘들다.

바디프로필을 준비하는 마음가짐은 사람마다 다르다. 하지만 산으로 비유를 하자면 이야기가 편하다. 본인은 어디 산으로 올라가고 싶은가? 뒷산이나 300m 정도 되는 작은 산은 많은 준비가 필요하지 않다. 하지만 1,000m 높이가 있는 산부터는 조금씩 장비와 올라가고 내려가는 체력을 준비해야 한다. 혼자 가는 것보다 인원을 맞춰서 가는 것이 좋다.

세상에서 가장 높은 산하면 에베레스트를 생각할 것이다. 에베레스트산 높이는 2005년 기준 2만 9017피트(약 8,844.4m)이다. 이 높은 산을 가기 위해서는 여러 가지 준비가 필요하다. 2개월의 점진적이고 체계적인 등반 경험과 더불어 체력도 가지고 있어야 한다. 돈과 시간 그리고 열정 있는 팀과 함께 준비해서 올라간다. 그렇게 준비를 철저하게 하는 팀은 무사히 등반에 성공한다.

바디프로필도 똑같다. 내가 만들고 싶은 몸을 구체적으로 정해서 목표를 그리고 그것에 맞게 운동과 식단을 설정하고 하나씩 준비한다. 마음이 맞는 사람과 함께 준비를 하며 하나씩 실행에 옮긴다. 그렇게 하루하루 디데이를 바라보면서 실천을 하다 보면 다음 날에 촬영을 위한 준비를 하게 되게 된다. 당일에 촬영을 위한 옷과 소품을 챙기고 가서 더 근육을 돋보이게 하기 위한 근력 운동을 하고 지금까지 준비했던 포즈와 얼굴 표정으로 촬영을 마무리한다.

사진작가와 촬영하기 한 달 전부터 운동을 하면서 내가 촬영할 포즈와 표정을 연습하는 것이 좋다. 당일에 몸은 준비가 되었지만 생각보다 표정에서 완벽하지 못할 수가 있다. 나도 몸에 힘만 주는 것을 생각하다 보니 얼굴의 표정을 생각하지 못한 적이 있었다. 첫 촬영은 모두 어색하고 힘이 들 수 있지만 그래도 연습을 하는 것과 안 하는 것은 차이가 크다. 매일 아침, 저녁으로 씻을 때 얼굴을 보면서 기본적으로 3가지 표정을 준비해보길 권한다.

보디빌딩 시합 도전

바디프로필을 몇 번 찍다 보니 보디빌딩 대회를 나가봐야겠다고 생각했다. 물론 헬스 트레이너가 꼭 대회를 나가야 하는 건 아니지만 나는 최대한 많은 경험을 하고 싶었다. 이 경험을 바탕으로 PT 회원에게 더 좋은 지도를 할 수 있다고 생각을 한 것 같다. 결론부터 말하자면 대회를 준비하고 나간 건 정말 잘했다고 생각한다.

바디프로필을 준비할 때는 체지방 7~9% 정도만 감량해도 찍을 수 있다. 하지만 보디빌딩 대회는 이야기가 다르다. 체지방을 적어도 3~6% 이하로 내려야 한다. 6% 이하로 떨어져야 근 선명도가 높아지기 때문이다. 대회를 나가기 위해서 바디프로필을 준비했던 루틴 그대로 준비를 했다. 나는 '피지크'라는 종목에 출전을 했는데 피지크는 해변가를 걸어가다가 보았을 때 비율이 살아 있는 아름다운 몸을 보는 종목이며, 숏 보드를 입고 하체는 보여주지 않고 상체의 비율을 보여주는 종목이다.

대회를 준비하다가 막히는 것이 있었다. 바로 '포징'이다. 바디프로필은 사진을 찍고 난 후의 모습을 보는 것이라면 대회는 영상으로 움직이는 모든 동작을 보는 것이기 때문에 포징을 공부하고 배워야 하는 일이 추가로 생겼다. 그렇게 포징 교육을 받으면서 대회를 준비했다.

9명의 선수가 무대에 올라서 각자의 몸을 뽐내고 나도 나만의 포징으로 무대를 무사히 마쳤다. 5등이라는 귀한 성적을 받았고 응원을 하러 와주신 선생님들과 회원과도 기념사진을 찍었다. 대회 또한 준비하고 해야 하는 일이 많았지만 회사 생활과 더불어 같이 준비를 해야 했기에 쉽지 않았다.

나는 예전의 바디프로필 경험을 살려서 동료 선생님들에게 같이 대회를 나가자고 설득하고 3명과 준비를 했지만 여러 가지 이유로 다른 선생님들은 대회를 포기했고 나만 대회에 참가하게 되었다. 기회가 되면 대회를 같이 준비하고 안 된다면 혼자서라도 꼭 도전해 보았으면 좋겠다. 그리고 이 기간에는 회원에게 내가 대회를 준비하기 때문에 수업에 지장이 있을까 봐 목소리도 더 우렁차게 하고 더 열정적으로 수업을 했었다.

"흐르는 강물에 발을 두 번 담글 수 없다."

– 헤라클레이토스

흐르는 강물 저 멀리 이미 물이 흐르고 있다. 계속해서 새로운 강물이 우리를 맞이한다. 인생에서 소중한 경험은 있다. 그리고 각자의 노력으로 인해서 무언가 변화하는 시기는 정말 중요하다. 인고의 시간으로 몸과 마음이 깊어져 가는 것은 인생에 한 번쯤 필요한 경험이다. 대회를 준비하고 시합에 나가본 소감은 헬스 트레이너로서 인생에 한번은 도전해보면 좋을 것 같다. 준비를 하면서 많은 경험과 배움이 있었고 몸에 대한 이해도 역시 올라갔다.

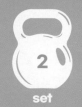

2
set

눈에 보이는 다이어트로
인생을 바꿔라

건강이라는 선물

> "오래된 습관을 바꾸기에 너무 늦지 않았습니다."
>
> — 플로렌스 그리피스 조이너

좋은 습관은 좋은 몸을 만든다

당신은 어떤 습관을 가지고 있는가? 그리고 그 습관이 여러분의 어떤 것을 바꾸고 있는가? 아마 샤워하기 전에 자신의 몸을 거울로 보면 알 수 있다. 현재의 몸은 나의 습관으로 만들어진 것이다. 좋은 습관이 모여 좋은 몸이 된다. 습관이란 무엇인가? 습관은 다음과 같다. 어떤 행위를 오랫동안 되풀이하는 과정에서 저절로 익혀진 행동 방식이다. 즉, 습관이란 행위를 되풀이하는 것이다.

지금 본인이 가지고 있는 습관을 하나씩 적어 보자. 좋은 습관과 나쁜 습관을 구별해서 칸을 만들어 보자. 하지 않는 것도 나쁜 습관에 속한다.

운동을 하지 않는 것, 야식을 먹는 것 모두 나쁜 습관이다. 적은 습관을 한번 보자. 어떤 습관이 더 많이 있는가? 본인이 가지고 있는 습관에서 나쁜 습관을 좋은 습관으로 바꾸어야 한다.

많은 PT 회원을 수업하면서 느낀 점은 몸이 건강한 사람은 건강을 위해서 더 노력한다. 반면 몸이 나쁜 사람은 더 나빠질 것도 없다는 생각으로 자신의 몸을 방치하는 모습을 볼 수 있었다. 운동을 잘하면 더 잘하고 싶어서 노력하고 변화하고자 공부한다. 그렇게 노력을 하면서 점점 좋은 습관을 하나씩 만들어 가면서 건강한 사람으로 바뀌게 된다. 반대로 운동을 못하는 사람은 자신이 운동에 대한 실력이 없다고 판단해서 그것을 회피하면서 안 하려고 한다. 그렇게 많은 기회가 있었음에도 불구하고 핑계를 대고 안 하다가 건강에 문제가 생겨 나이가 들어서 운동을 시작한다.

운동에서 중요한 것은 '포기하지 않고 꾸준히 하는 습관'이 중요하다. 운동을 할 때 매일 잘 되는 날은 없다. 어떤 보디빌딩 선수에게 물어보았다.

"선수님은 운동할 때 매일 잘 되시나요?"

그러자 선수가 이야기했다.

"아뇨. 저도 컨디션이 안 좋아서 억지로 운동할 때도 많습니다. 그냥 하는 거죠."

운동선수도 매일 최상의 컨디션으로 훈련을 하지 않는다. 하지만 본인의 상태에 맞춰서 운동을 한다. 적게 운동하더라도 운동을 한다. 매일 한다. 헬스를 할 때 명심해야 할 것은 다음과 같다. 꼭 1~2시간을 운동해야 되는 건 아니다. 초보자일수록 그런 심리가 강하다. 왜 1~2시간을 해야 하는가? 그 정도는 해야 한다고 누가 이야기하는가? 물론 운동은 오래 하면 할수록 근 성장에 도움이 된다. 그렇기에 절대량이 많으면 많을수록 도움이 된다.

하지만 컨디션이 나쁜 날도 좋은 날처럼 운동 시간을 맞출 필요가 없다. 50분, 30분, 10분 아니면 5분을 하더라도 집중해서 운동하면 그날 운동을 한 것이다. 본인이 시간을 정해서 헬스를 하는데 1시간 30분을 하지 못할 바에야 하지 않는다고 하지 말자. 그것보다 조금 하더라도 오늘 운동하고 내일도 하면 된다. 하루에 3시간 운동하는 것보다 매일 1시간씩 운동하는 것이 헬스에서는 훨씬 도움이 된다. 헬스를 하면 도움이 되는 것이 생각보다 많다. 하지만 눈에 보이지 않는다. 이번에는 헬스를 하면 좋은 점 3가지를 소개하겠다.

헬스를 해야 하는 3가지 이유

첫 번째는 체력이다.

PT 수업을 진행하다 보면 1달쯤 지나고 회원들에게서 이런 이야기를 듣는다.

"선생님, 체력이 전보다 훨씬 좋아졌어요!"

"예전엔 신호등에서 횡단보도 건널 때 10초 남으면 당연히 다음에 가려고 천천히 걷는데 이제는 뛰어요!"

"요즘 야근을 해도 별로 안 힘들어요. 피곤하지만 이젠 참을 만해요."라는 다양한 피드백을 듣는다. 그럴 때마다 나는 이야기한다.

"회원님 초반에는 성장이 뚜렷하게 보입니다. 왜냐하면 운동을 아예 하지 않았으니 그렇습니다. 하지만 어느 정도 올라오면 반드시 정체기가 올 수 있습니다. 일단 그때까지 열심히 운동해 봐요. 응원하겠습니다."

이렇게 운동을 하다 보면 체력이 향상된다. 그리고 자신이 변화되는 것을 조금씩 느끼게 된다. 체력은 눈에 보이지 않기 때문에 어느 정도 성장을 했는지 모르겠다면 본인이 들었던 중량과 운동했던 루틴을 다시 해보면서 점검해 보자. 아마 처음 운동할 때보다 더 쉽게 하거나 무게를 더 많이 들었을 것이다.

두 번째는 면역력이다.

헬스를 하면 면역력이 향상되는데 직접적인 방법보다는 간접적으로 도움을 준다. 면역력이 낮아질 때 생기는 현상은 과도한 스트레스와 신체 면역 시스템의 기능 저하와 수면 부족이 문제다. 헬스를 하면 스트레스 호르몬인 코르티솔의 분비를 줄여준다.

그래서 스트레스를 줄여주는 효과가 있다. 한 연구에 의하면 운동을 안 한 비만인 사람들을 3개월간 유산소 운동과 근력 운동을 진행했다. 그 결과 운동을 안 했던 상태와 운동을 하고 난 이후의 편도체 활성도가 20% 감소한 것으로 나타났다. 운동을 하면 스트레스가 줄어든다는 것이다.

세 번째는 건강이다.

운동을 하면 건강해진다. 내 몸이 달라진다. 다이어트를 시작하고 운동을 시작하면 처음에는 몸 이곳저곳이 아프다. 운동을 시작하고 1~2주일 정도는 조금만 움직여도 아프다. 누군가 온몸을 사정없이 때린 것처럼 아프다. 그것을 '지연성 근육통'이라고 한다. 근력 운동을 하면 근육 안에 있는 글리코겐을 사용하게 되고 젖산의 축적과 더불어 근섬유의 미세한 상처가 난다. 이것을 회복하는 과정에서 생기는 현상을 의미한다. 쉽게 설명하면 근육통은 젖산의 축적과 근섬유의 상처이다.

근육통으로 인해서 처음은 힘들고 아프지만 이것을 이겨내고 다시 꾸준히 운동을 하면 점점 건강한 몸으로 바뀐다. 실제로 어떤 회원은 PT 수업 2회차 후 근육통이 너무 심하다고 병원에 가서 주사를 맞고 왔다. 나중에 본인이 너무 과했다고 인정을 했지만 실제로 많은 회원이 근육통을 두려워한다. 하지만 근육통은 운동을 했다는 증거다. 너무 두려워하지 말아야 한다.

전신 스트레칭으로 근육통을 해결하자

근육통은 잘 풀어주면 해결할 수 있다. 근육통을 효과적으로 푸는 법은 '스트레칭'과 '가벼운 유산소 운동'이 있다. 근력 운동 후에 꼭 마무리 운동으로 전신 스트레칭을 하면 도움이 된다. 특히 운동을 했던 부위를 집중해서 스트레칭을 하는 것이 좋다. 그리고 가볍게 유산소 운동을 하면 된다. 그러면 쌓인 젖산이 풀려서 다음날 고통이 현저히 줄어들게 된다.

헬스를 2달 그리고 3달이 지나게 되면 점점 주변에서 알아본다.

"김 대리님 요즘 운동하세요? 얼굴이 좋아 보여요."

"박 과장 얼굴이 좋아 보이는데? 무슨 일 있나?"

그리고 나에게도 와서 받은 칭찬을 하나씩 이야기한다. 그때 말하는 회원의 표정은 정말 어린 아이가 부모님에게 칭찬받고 싶어 하는 모습처럼 표정이 환하다. 한 여성 회원은 주말에 남성 2명이 자신을 마음에 들어 해 전화번호 물어보았다고 기분 좋게 웃으며 이야기한다. 그러면 나는 한술 더 뜬다.

"다음 주엔 3명 가시죠!"

운동을 통해서 다이어트와 자신감을 가지게 된다. 그렇게 성공 경험을 얻는다. 하나의 성공은 다른 성공을 끌어당기는 힘이 있다. 다이어트를 잘하는 회원에게서 불행한 소식을 들은 적은 한 번도 없다. 그리고 운동은 수치를 변화시키는 힘이 있다. 많은 회원이 건강검진을 한다. 그리고 그 결과에 충격을 받아서 PT를 받는다. 한 회원도 건강검진 수치가 너무 나빠서 나에게로 왔다.

"콜레스테롤 수치가 너무 나쁘다고 합니다. 그리고 고혈압이랑 당뇨도 초기라고 하네요. 운동을 하라고 해서 조심스럽게 왔습니다. 잘 부탁드려요." 그러면 나는 이렇게 말한다.

"네 회원님 걱정하지 마세요. 저와 같이 운동과 식단으로 다시 건강하게 만들어 봐요. 저도 잘 부탁드립니다."

회원과 인사와 더불어 열심히 하루 운동량을 맞춰서 운동을 진행하고 식단을 체크한다. 그렇게 몇 달이 흘러서 다시 건강검진을 받게 되었을 때 "수치가 긍정적으로 변했고 모든 것이 정상이다. 앞으로 유지해야 한다."라는 이야기를 들었을 때 나는 가장 행복하다.

그 한마디를 듣기 위해서 많은 시간을 기다리고 노력한다. 수업을 하면서 힘들게 땀 흘리고 운동할 때의 아픔을 참고 노력하는 모습들이 파노라마처럼 스쳐 지나간다. 처음 보는 몸과 완전히 달라져 있는 모습을 볼 때 나이 불문하고 회원들이 자랑스럽고 대견하다.

그리고 처음 회원과 상담을 할 때의 눈빛을 나는 가장 중요하게 생각한다. 그 눈빛이 나중에는 점점 사라지고 약해지는 순간 몸은 변하지 않기 때문이다. 하지만 몸이 변하고 건강해지는 회원은 끝까지 그 눈빛이 변하지 않는다. 물론 약간의 반항심과 저항은 있지만 다시 마음을 잡고 하다 보면 변화가 생긴다.

실행과 미루지 않는 행동

솔직히 이야기하면 수업을 받는 모든 이가 큰 변화를 이루지는 않는다. 개인 과외를 받는다고 모두가 서울대를 갈 순 없다. 코치로서 헬스 트레이너로서 옆에서 조언해 주고 경험했던 내용을 잘 전해 주고 노하우를 이야기하면서 올바른 길로 이끌 순 있다. 하지만 그 회원의 몸을 가지고 내가 대신 운동을 해 줄 순 없다. 운동에서 가장 중요한 것은 '실행'과 '미루지 않는 행동'이다.

지금 시작하자. 이 글을 읽었다면 잠시 책을 덮고 푸시업 10개만 하자. 푸시업을 못한다면 아는 운동 10개만 하자. 그렇게 시작하는 것이다. 하지 않으면 변화는 없다. 운동을 하면 변화가 있다. 오래된 습관을 바꿀 수 있는 기회가 지금 생겼다. 바로 지금! 계획을 하고 그것을 실천하자. 그리고 실행하자. 좋은 습관은 당신에게 운동을 하자고 권하고 있다. 운동을 통해서 건강을 회복하자.

열정 가득한 삶으로 미래를 바꾸자

"어제가 오늘의 너무 많은 부분을 차지하지 않게 하라."

– 윌 로저스

헬스는 근육통과의 싸움이다

헬스를 하면서 느낀 점이 있다. 헬스는 근육통과의 싸움이다. 어제의 운동으로 인한 근육통이 오늘 하루 종일 따라다닌다. 그렇게 등 근육을 풀어주면서 하체 운동을 준비한다. 운동을 꾸준히 해본 사람은 안다. 사람의 몸은 절대로 하루아침에 바뀔 수 없다. 근육통이 있지만 그것을 이겨내고 다른 부위를 열심히 운동한다. 신기하게도 다른 쪽 부위를 운동하다 보면 처음에 있는 근육통이 사라진다. 그리고 다음 날 어제 운동한 부위가 근육통이 생긴다.

근력 운동의 처음에는 전신 운동을 한다. 하지만 몸의 회복이 빠르게 되고 더 이상의 근육통이 없다면 강도를 높인다. 그렇게 '분할 운동'을 하게 된다. 분할 운동이란 운동 부위의 휴식을 주게 되어서 충분히 회복하는 시간을 주는 목적이다. 그래서 주로 초보자들은 무분할 운동으로 전신운동을 매일 하게 되고 점점 근육이 올라오면 상체, 하체로 하는 2분할 운동을 한다. 그리고 3분할, 4분할, 5분할 이렇게 다양하게 분할 운동을 하게 된다.

분할이 다양할수록 운동을 잘하는 것은 아니다. 하지만 운동 목적과 운동 빈도, 운동 시간에 따라서 사람에 맞게 운동 루틴을 정하는 것이 바람직하다. 만약 3분할 운동을 한다고 했는데 주 2회 운동만 가능하다면 근육의 쉬는 시간이 너무 길어진다. 그러므로 주 2회 운동 시에는 무분할 운동이 좋다. 주로 한주에 운동을 5~6일 한다는 가정하에 분할 운동을 하는 것을 추천한다.

"오늘 일을 내일로 미루지 말자."는 이야기가 있다. 헬스에서는 더 중요한 말이다. 운동을 꾸준히 하다 보면 어느 정도의 수준으로 올라오는데 이때 조금씩 빠지고 안 나오다 보면 체력과 기량이 조금씩 떨어진다. 그렇게 하루, 이틀, 일주일을 미루다 보면 다시 처음에 운동할 때의 근육통으로 몸을 회복하기가 괴로워진다. 본인이 정한 루틴을 한번 계획할 때는 적어도 3개월 이상으로 잡아야 한다. 1~2달 하다가 포기하고 다른 루틴으로 정하면 그 루틴에 대한 변화 과정이 생기기도 전에 바뀌기 때문에 그전까지 운동을 했던 기간이 너무 아깝다.

3개월, 변화가 필요한 시간

어느 하나의 변화를 가지기 위해서는 3개월 이상은 묵묵히 도전하고 기다릴 줄 알아야 한다. 나와 3년을 넘게 수업을 했던 J 회원이 있었다. 그 회원은 처음에 볼 땐 운동 능력도 수준도 그냥 무난했다. 엄청나게 뛰어난 것도 아니고 그렇다고 너무 못하는 것도 아니었다. 하지만 그 회원에게는 하나의 무기가 있었다. 바로 '끈기'였다. J 회원은 처음에 다이어트로 운동을 시작했다. 나와 같이 꾸준하게 운동을 했으며 열정적으로 해서 목표치를 달성했다. 그렇게 목표를 달성하더니 바디프로필을 찍고 싶다고 했다. 다음 목표를 잡고 다시 운동을 했다. 중간에 힘든 일과 어려움도 있었지만 다시 마음을 잡고 노력한 결과 멋있는 바디프로필을 촬영했다.

그리고 몸이 변하니 체력이 좋아지고 쉽게 지치지 않는 힘이 생겨서 일을 더 집중해서 하게 되었다. 또한 외면의 자신감으로 업무에 뛰어들어 회사에서 진급도 하게 되었다. 마지막으로 자신은 평생 솔로로 지낼 것이라는 이야기를 농담으로 하곤 했다. 하지만 운동으로 자신감을 가지게 되었고 지금은 여자 친구가 생겨서 결혼을 준비하고 있다.

꼭 헬스가 아니어도 된다. 운동 종목을 하나 정해서 그것을 꾸준히 해보자. 거기서 할 수 있는 최고의 단계로 가보자. 하나씩 도전하고 준비를 하다 보면 보이는 시야가 다르다. 운동을 하다 보면 역치라는 이야기를 듣게 된다. 나는 종종 PT 회원에게 이런 이야기를 한다.

"회원님 운동을 하면서 본인의 역치를 넘어야 합니다."

역치란 감각세포에 흥분을 일으킬 수 있는 최소의 자극의 크기다. 말
그대로 본인이 감당할 수 있는 한계를 넘어서는 훈련을 의미한다. 나에
게 맞는 역치를 가지고 훈련을 해야 한다.

하루는 어떤 회원이 나에게 물었다.

"선생님 왜 운동을 힘들게 해야 하나요? 아프면 안 하면 안 돼요?"

나는 이렇게 답했다.

"근육은 본인이 할 수 있는 만큼만 트레이닝 하면 성장을 하지 않습니
다. 꼭 본인의 역치를 넘을 수 있도록 인내하면서 운동해야 합니다."

헬스 트레이너가 회원을 지도하면서 마지막에 "회원님 2개만 더 갈게
요!", "좋아요. 5개만 더요!"라고 외치는 건 역치를 넘기 위해서이다. 본
인의 한계를 확인하고 그 한계를 넘어서는 훈련을 웨이트트레이닝이라
고 한다. 실제로 헬스장에서 제대로 본인의 한계를 알고 운동하는 사람
은 0.1%에 불과하다.

자신의 한계를 확인하고 역치에 도달하기 위해서 노력해 보자. 근력
운동의 기본은 역치를 확인하는 일이다. 하지만 현대인들은 몸 상태가
좋지 않다. 그래서 전문가와 함께 운동을 하면서 부상을 당하지 않도록
하는 것이 바람직하다.

나 PT 받는 거 비밀이에요!

40대 중반의 여성 회원을 수업했던 일이다. 이 회원은 운동할 때마다

엄청 힘들어하면서도 꾸역꾸역 내가 계획한 수업 프로그램을 잘 수행했다. 그렇게 운동을 꾸준히 하면서 몸의 변화를 가지고 본인도 느끼면서 남들에게 칭찬을 받는 상태로 올라왔다.

그렇게 수업을 하는 어느 날 회원이 나에게 이야기했다.

"선생님 저번 주에 동창회가 있어서 갔는데 친구들이 어떻게 이렇게 관리가 잘 되었냐고 비결이 뭐냐고 물어봤어요."

라면서 들뜬 표정으로 이야기를 했다. 그러자 나는 궁금하다고 이야기했고 다시 회원이 이야기를 했다.

"자꾸 이야기하길래 그냥 뭐 하는 거 없다고 나도 잘 모르겠다고 이야기했어요. 이때 얼마나 기분 좋은지 모르죠? 호호호."

약간은 개구쟁이 같은 모습에 나도 흥미를 느꼈다. 그리고 회원이 나에게 한마디를 하며 마무리를 했다.

"선생님 저 PT 받는 거 비밀이에요. 아무한테도 말하지 않고 있어요. 그냥 다들 내가 선천적으로 좋은 줄 알아요."

이 이야기를 들으면서 같이 웃었던 일이 있었다. 세상에 많이 먹고 살 안 찌는 사람은 없다. 결국 많이 먹고 안 움직이면 살이 찌게 되어 있다. 이 이야기를 듣고 어떤 친구가 떠오르면 아마 그 친구는 지금 어디선가 안 보이는 곳에서 PT를 받으며 미친 듯이 운동을 하고 있을 수 있다.

남과 비교하지 말자. 집에 같이 잠을 자는 가족이라도 24시간을 똑같이 움직이고 먹고살지 않는다. 본인의 식사 패턴과 운동량을 점검하면서 부족하면 보안하고 고치면 된다. 친구의 게으른 부분만 보고 따라 하지 말자. 그 친구는 새벽까지 조깅하며 몸을 만들 수 있다. 실제로 나는 새벽 러닝을 가끔 하는데 오전 1~2시에서도 밖에 나가 러닝을 하면 가끔 몇 명씩 러닝을 하는 것을 볼 수 있다.

"현명한 사람에게 가치 있는 유일한 경쟁은 자신과의 경쟁이다."

– 워싱턴 올스턴

헬스는 개인 운동이다. 그래서 자신과의 경쟁을 하게 된다. 어제의 자신과 오늘의 자신과의 싸움이다. 어제의 중량이 오늘의 중량과 같아서는 안 된다. 개수가 다르거나 무게가 달라야 한다. 현명한 사람은 남과 비교를 하지 않는다. 헬스장에서 많이 다치는 유형 중 하나가 남의 중량을 따라 하다가 다치는 경우이다. 이런 경우를 너무 많이 보았다.

다른 사람이 그 중량을 다루기까지의 노력과 시간을 투자한 것을 생각 안 하고 몸을 풀지도 않고 그냥 시도한다. 정말 너무 위험하다. 그렇게 삐끗하거나 몸이 문제라도 생기면 회복하는데 3개월, 6개월 잘못하면 평생 아픈 느낌으로 살아야 한다. 절대로 처음에는 중량 욕심을 가지면 안 된다. 스스로 감당할 수 있을 만큼 충분히 훈련을 하고 들어가야 한다.

현명한 사람은 자신과의 경쟁에서 승리하는 사람이다.

운동을 보면 성격이 보인다

여러 회원들을 수업하면서 '성격을 보는 눈'이 생겼다. 바로 운동을 가르치다 보면 그 사람의 성격의 70~80%가 보인다. 그래서 운동을 알려주고 동작을 옆에서 보면 이런 생각이 든다. '이 회원은 침착한 성격이 있구나.', '이분은 성격이 꼼꼼하신 것 같네.', '이 회원님은 너무 성격이 급하시고 이렇게 하면 다칠 것 같네. 조금 천천히 해야겠다.' 이렇게 수집한 내용을 바탕으로 직업이나 성격을 유추해서 말해주면 놀란다. 어떻게 알았냐고 너무 신기하다고 한다.

그러면 어느 정도 보인다고 하면서 솔직히 말한다. 여러분이 하는 운동에서도 성격이 드러난다. 그러면 그 성격대로 운동을 하기에 몸은 본인의 성격대로 변한다. 하지만 더 깊은 과정으로 나아가고 싶다면 본인의 성격과 반대되는 운동 루틴으로 해보자. 그렇게 성격이 급한 사람은 조금 천천히 동작을 수행한다. 그리고 성격이 느긋한 사람은 조금 빠르게 운동을 해본다. 짧고 굵은 것을 좋아하는 사람은 길고 얇게 운동을 해보고 길고 얇은 것을 좋아하는 사람은 짧고 굵게 운동을 하고 마무리해보자.

내가 변화하려고 하는 모든 패턴과 행동이 몸에서는 굉장히 다양한 변화를 이끌어 낸다. 몸도 더 건강해지며 부족한 부분이 보완된다. 성격이 너무 급한 PT 회원이 있었다. 그 회원은 잠시라도 몸을 움직이지 않으면 너무 답답해했다. 그래서 나는 수업의 방식을 다르게 했다. 오히려 더 쉬는 시간을 확보할 수 있게 만들었다. 물론 운동량은 충분히 주었다. 그렇게 수업을 몇 번 했더니 회원이 달라졌다. 이제는 적절하게 휴식도 취할 수 있고 몸을 편하게 만드는 법을 알게 되었다. 다양한 것을 받아들이는 자세가 중요하다. 헬스에서는 자신의 근육 중 취약한 부위를 더 트레이닝 하는 것이 존재한다. 그래서 보디빌딩 포징을 취하면서 자신이 부족한 부분이 어디인지 확인하고 체크를 한다.

헬스장에서 민소매티와 윗옷을 벗고 운동하는 사람들은 그런 이유에서 그렇게 운동을 하는 것이다. 헬스 트레이너로서 이해한다. 나도 사람이 없을 때나 마감 후에 그렇게 운동하곤 했다. 눈으로 근육을 보면서 운동을 하는 것이 헬스에서는 중요하다. 그래서 트레이너 교육을 다니다 보면 꼭 한 사람의 옷은 탈의가 되어 있다.

그렇게 그 사람의 몸은 여러 형광펜으로 근육의 모양이 그려져 있다. 헬스장에서 너무 과한 탈의는 문제가 될 수 있지만 자신의 몸을 확인하는 정도의 의상으로 운동하는 것은 오히려 좋다. 그렇게 함으로써 자신의 부족한 부분을 좀 더 보완하는 훈련이 필요하다. 옷을 벗기가 곤란하면 탈의실이나 집에서 확인해 보자. 자신이 부족한 부분이 어디인지 확인해 보자. 눈바디는 이때 필요한 것이다. 눈으로 보고 부족한 부분은 훈련으로 보완하자. 그렇게 의욕이 없는 삶에서 열정 가득한 삶으로 변화를 해보자.

꾸준한 운동은 업무 능력까지 늘린다!

> "자신을 믿고 무언가에 마음을 쏟으면 할 수 있습니다."
>
> – 시몬 바일스

운동, 한 가지만 집중하자

운동을 통해 변화된 사례는 수도 없이 많다. 일을 할 때 최선을 다하고 운동도 최선을 다할 때 변화가 생긴다. 특히 업무에서도 효과를 보게 된다. 이러한 일화로 시칠리아의 히에론 왕이 하루는 자신이 받은 왕관이 진짜 순금인지 아르키메데스에게 확인해 보라고 지시한다. 이 문제를 가지고 고민을 한다. 그래도 해결이 안 되자 그는 목욕을 하려고 목욕탕에 갔다. 목욕탕에 간 그는 본인이 탕에 들어가자 물이 넘치는 것을 보았다. 그때 갑자기 무언가 생각이 들어서 그는 "유레카" 하면서 외쳤다. 유레카라는 뜻은 한국말로 '찾았다' 또는 '알았다'라는 뜻이다. 그리고 그 즉시 문제를 해결했다.

여기서 교훈이 있다. 하루 종일 일만 할 수 없다. 우리의 뇌도 쉬는 시간이 필요하다. 일 생각에서 떠나고 싶을 때 가장 좋은 건 '운동'이다. 운동을 강도 있게 하게 되면 우리 뇌는 쉬는 시간을 가진다. 뇌가 편히 쉬는 건 운동이 최고다. 운동을 하면서 뇌가 쉴 때 잠재되었던 무의식이 해답을 알려주어서 깨달음을 얻게 된다.

생각하지 못했던 깨달음이나 아이디어가 문득 생각이 난다. 어떤 PT 회원은 갑자기 운동하다가 죄송하다며 양해를 구하고 휴대폰으로 메모를 하기도 한다. 일에 굉장한 마음과 열정이 있어도 그것만 온종일 집중하기는 어렵다. 운동을 통해서 스트레스도 줄이고 뇌도 쉬는 시간을 주자. 그런 사람은 운동도 일도 아주 열심히 한다. 뭐든 최선을 다하기 때문에 변화가 있다. 하지만 일도 운동도 열정이 없이 운동을 하는 사람은 일에서도 운동에서도 성취가 없기 때문에 포기하며 좌절한다.

하나의 문제를 해결하기 위해서 가장 효과적인 방법은 이렇다. 해결할 방법을 계속 생각하는 것이다. 그리고 그것을 해결하기 위해서 행동으로 노력하는 것이다. 아르키메데스가 '유레카'라고 외치는 것은 그가 그 문제 해결을 위해서 목욕탕까지 들어오면서도 그 생각을 계속하고 있었기 때문에 해결을 할 수 있었다. 운동을 시작하기 직전까지 본인의 문제를 가지고 처절하게 생각을 하면 운동 중에 그 문제의 답이 떠오를 수도 있다. 그리고 운동을 시작하면 최선을 다해서 운동만 생각해야 한다. 다른 생각은 하지 말자. 단순하게 오늘 할 부위와 루틴 프로그램만 생각하며 운동을 해보자.

우리 몸은 거짓말을 하지 않는다

유레카의 이야기에는 다음과 같은 명언이 있다.

> "한 번이라도 샤워를 해본 사람이라면 그때 불현듯 떠오르는 아이디어를 기억할 것이다. 뭔가를 이뤄낸 사람은 욕실에서 나와 몸을 닦은 다음 그 아이디어를 실천에 옮긴 사람이다."
>
> – 놀란 부쉬넬

생각이 떠오르면 그것을 실천하는 자세가 중요하다. 사람은 머리로는 너무 많이 안다. 몸에 좋은 것과 먹으면 안 되는 음식들 너무 잘 안다. 어떤 PT 회원은 전문적으로 이야기를 하면서 나를 놀라게 한다. 이론은 너무 잘 안다. 하지만 실천을 안 한다. 말은 너무 잘하는데 수업 시간 내내 말만 한다. 운동 좀 해보려고 하면 다시 토론을 하려고 한다.

다른 쪽에 대해서는 잘 모르지만 적어도 운동에 대해서는 하나만큼은 확실하다. '우리 몸은 한 만큼 좋아진다.' 절대로 운동을 조금 하고 많은 성과를 내는 사람은 지구상에 한 사람도 없다. 선천적으로 타고난 사람도 물론 있지만 그런 사람도 일정 부분으로 올라가려면 본인의 처절한 노력이 있어야 한다. 다이어트를 하고자 하면 운동을 하자. 몸을 움직이자. 말만 해서는 안 된다. 작은 것 하나부터 시작해야 한다. SNS를 보면 유머를 가장해서 합리화를 하는 것을 많이 보았다.

그냥 유머로 끝이 나면 너무 좋겠지만 그것을 실제로 받아들이는 사람이 있다. 마음을 다잡고 남과 비교를 하면 안 된다. 몸이 좋은 사람은 좋은 이유가 있다. 최선을 다해서 운동과 식단을 지키기 때문이다. 합리화를 하지 말자. 인생을 멀리 보자. 지금 1kg 덤벨을 들고 있더라도 기죽지 말자. 꾸준히 노력해서 6개월, 1년 뒤에 당당히 10kg 덤벨을 들고 운동을 하자. 걱정하지 말자. 잘하는 사람은 3개월 조금 못해도 6개월이면 들 수 있다. 기초가 탄탄해야 높이 올라갈 수 있다. 단단한 내실을 가지고 차근차근 근력 운동을 해서 내 몸을 아름답게 만들어 보자.

잠은 4시간이면 족해요

헬스장에서 근무할 때의 일이다. 매일 같이 꾸준히 같은 시간에 나오는 회원이 있었다. 그 회원과 인사도 하고 안부도 물어보는 사이로 지냈다. 그렇게 운동을 하다가 하루는 가벼운 스몰 토크를 하다가 운동을 하게 된 계기를 물어보게 되었다. 그러자 그 회원이 말했다.

"저는 공부를 하는데 시간이 없어서 제가 하루에 쓸 수 있는 시간이 5

시간입니다. 그런데 운동은 꼭 해야 한다고 생각해서 1시간 운동하고 4시간 자요. 나머지는 다 공부합니다."

이 이야기를 듣고 나는 충격을 받았다. 그렇게 나 또한 동기부여가 돼서 그 기간에 열심히 운동했다. 당신은 하루에 본인이 쓸 수 있는 시간이 얼마나 있는가? 그리고 그 시간을 어떤 거로 사용하는가? 하루는 24시간이다. 분으로 보면 하루에 1,440분이다. 무의미하게 보내는 시간이 있다면 그것을 정리해 보자.

많은 회원이 운동할 시간이 없다고 말한다. 최근에도 그런 이야기를 듣고 있다. 10년 전이나 지금이나 회원은 시간이 없다. 예전에는 진짜 시간이 없다고 생각을 하고 그것을 같이 해결하고자 열정적으로 상담했지만 이제는 생각이 달라졌다. 운동할 시간이 없다고 하는 회원이 있다면 '아직은 그렇게 운동에 시간을 투자할 마음이 없구나.'라고 생각이 든다. 시간이 없는 건 나의 마음에서 '이것은 오늘 무조건 해야 하는 거야.'라고 하는 우선순위에서 운동이 가장 마지막에 있기 때문이다. 혹시 죽을병에 걸린 사람을 본 적이 있는가? 시한부 판정으로 6개월을 받은 사람이 만약 '운동을 하루에 2시간씩만 하면 병이 고쳐집니다.'라는 의사 소견을 받았다면 운동을 안 하겠는가? 무조건 먼저 운동하고 하루를 시작할 것이다. 운동이 가장 우선이 되어서 하루 운동량이 채워지지 않는다면 잠도 자지 않을 것이다.

수술하기 전 운동에 시간 투자하라

재활 트레이너로 수업을 하면서 가장 안타까운 PT 회원이 있다. 병원에서 의사의 소견으로 근력 운동을 하라고 해서 마지못해 운동을 하는 회원이다. 하지만 그것보다 더 안타까운 것은 병원에 가기 직전의 몸으로 운동을 하러 왔는데 대충하는 회원이다. 운동의 필요성은 알고 심각성도 느끼지만 아직은 크게 불편함이 없는 상태에서 가족 중에서 한 사람이 억지로 등록을 시켜서 마지못해 나오는 회원이다. 수업을 하면서 너무 안타깝다. 이 시간이 참 소중하고 중요한데 운동을 좀처럼 집중하지 않고 대충 하니 마음이 아프다.

우리나라 사람들의 70%는 문제가 터져야 그때 일을 해결한다. 실제로 병원에서 온 회원은 운동을 아주 열심히 한다. 왜냐하면 이미 문제가 있고 자신 몸이 아프기 때문이다. 하지만 아프지 않는다면 계속 미루고 방치하고 신경을 안 쓴다. 그리고 문제가 나오면 그제야 PT를 등록하고 수업을 받는다. 하나뿐인 자신의 소중한 몸이다. 내 몸을 아끼자. 관절과 인대 건은 한번 부상당하면 다시 돌아오지 않는다. 수술로 해결한다고 하지만 수술을 통해서 몸에 칼을 대는 순간 100% 기량은 다시는 발휘할 수 없다. 아프기 전에 운동을 하고 내 몸을 위해서 투자를 하자. 한살이라도 어릴 때 운동을 해보자.

실제로 어렸을 때 운동 경험이 많은 회원은 운동 경험이 없는 회원과 운동 수행 능력에서 확연한 차이가 있었다. 운동에서 받아들이는 능력과 이해도가 너무 다르다. 운동 경험은 어릴수록 좋다. 지금 40대라고 해도 늦지 않았다. 50대, 60대도 늦지 않았다. 100세 시대다. 앞으로 운동을 해야 하는 시간은 많이 있다.

승진을 했어요

수업을 하면서 승진을 하는 회원을 많이 보았다. 운동의 성공 경험이 도움이 되어서 업무적으로도 성과가 나와서 승진을 한다. 신기한 건 운동을 시키면 시킬수록 회원의 몸도 건강해지지만 마음도 건강하게 바뀐다는 것이다. 모든 회원이 다 그런 것은 아니지만 부정적인 생각보다 긍정적인 생각을 더 하게 된다. 몸이 아프고 힘드니 당연히 불평불만이 나올 수 있지만 운동을 통해서 몸이 건강해지고 튼튼해지니 생각이 바뀐다.

수업 초반에 이야기하는 대화 주제와 몇 개월 뒤의 대화 주제는 많이 다르다. 그렇게 생각이 바뀌니 행동이 바뀌고 행동이 바뀌니 결과가 바뀐다. 그렇게 회사에서도 꼭 필요한 사람이 되어서 승진을 하게 된다. 강남에서 근무했었을 때의 일이다. 수업을 하면서 회원과 운동을 하고 있었다. 하루는 회원이 쉬는 시간에 이야기했다.

"선생님 강남에서 일하기 힘들죠? 여기 회원들은 어때요?" 나는 대답했다.

"아뇨? 재미있어요. 오히려 강남에서 회원님들이 더 운동을 신경 쓰고 꼭 필요하다고 느끼는 것 같아요. 직장에서도 관리된 몸을 보나요?" 회원이 웃으며 답했다.

"어느 정도 관리는 눈치가 보여서 해야 하는데요. 아프면 안 되니 살려고 운동하는 거예요." 남의 눈치를 많이 보는 직장에서는 어느 정도 관리를 하게 된다. 관리가 안 되는 몸은 보는 이로 하여금 게으르다, 나약하다는 인식을 갖게 한다.

운동을 통해서 관리를 하는 몸으로 만들어 보자. 현실적인 이야기이지만 아프게 되면 회사 입장에서는 그 사람은 필요가 없다. 나중에 필요할 때 아프다고 병가 내고 병원에만 있으면 회사에서는 손해가 막심하다. 건강한 모습을 보여주자. 그리고 운동을 통해서 자기 계발을 하자. 상사들이 안 보는 것 같지만 다 보고 있다. 슬며시 진급 추천인에 당신의 이름을 적어줄 것이다.

통증 개선은 단기 플랜으로 해결한다

"두려움을 처리하는 유일한 방법은 그것에 정면으로 맞서는 것이다."

– 제임스 패터슨

독소가 사라졌다!

우리가 먹는 모든 식품에는 독소가 들어 있다. 그런 독소가 몸 안에 쌓이면 병이 생긴다. 독소란 생물 안에서 생성되는 독성 물질을 말한다. 무엇을 먹느냐에 따라서 독소가 쌓일 수도 있고 독소가 빠질 수도 있다.

독소가 쌓이는 4단계 증상

1단계 몸이 예전보다 무겁다. 많이 자도 피곤하다. 아랫배가 점점 올라온다. 그리고 만성피로, 목덜미와 어깨 결림, 두통, 어지럼증, 잦은 감기 등이 있다.

2단계 만성 부종, 만성통증, 장 질환, 안구 건조, 여성 질환(생리통, 자궁근종), 축농증, 성장부진, 소화불량, 수족냉증, 구취, 과민성대장, 불면증, 급격한 체중 증가 등과 함께 몸이 자주 붓는다. 적어도 2단계에서 몸의 신호를 예민하게 알아차리고 변화를 해야 한다. 변화를 하지 않으면 증상이 점점 더 심해진다. 그렇게 3단계로 올라간다.

3단계 우울증, 공황장애, 아토피, 간 수치 상승, 지방간, 당뇨, 고혈압, 고지혈증이 온다. 3단계부터는 병원의 치료를 동반하게 된다. 그리고 병원에서도 운동을 권장한다. 실제로 회원의 30%는 3단계에서 운동이 필요하게 되어서 PT를 등록하기도 한다. 이렇게 3단계에서 다시 열심히 독소를 빼면서 몸을 깨끗하게 만들면 된다. 하지만 이런 몸의 신호에도 똑같은 생활패턴을 유지하면 마지막으로 4단계 더 큰 문제가 찾아온다.

4단계 암, 치매, 중풍, 심장질환, 자가면역질환, 파킨슨 등 심각한 질병에 노출될 수 있다.

몸 안에 들어오는 독소를 청소하자

더운 여름철에 가장 많이 사용하는 기계는 에어컨이다. 에어컨을 아무리 잘 사용해도 한 계절이 지나면 필터 청소를 해주어야 한다. '우리 에어컨은 엄청 고급스럽고 튼튼해서 5년 동안 청소를 안 해도 될 거야.'라고 하는 사람은 없다. 예민한 사람들은 1달에 한 번씩 필터 청소를 한다. 가전이나 가구도 주기적으로 청소를 해야 한다. 그러면 가장 중요한 나의 몸은? 청소를 해준 적이 있는가? 원하는 것을 먹기만 하고 때로는 위장에게 쉬는 시간을 준 적이 있는가? 우리는 최소 1년에 1번 정도는 몸을 깨끗하게 만드는 독소 청소 작업을 해야 한다.

그러면 우리 몸에 쌓인 독소를 제거해 주는 방법은 뭐가 있을까? 크게 2가지 방법이 있다. 몸 안에 있는 독소를 밖으로 내보내는 방법과 외부에서 들어오는 독소를 통제하는 것이다. 몸속에 있는 독소를 밖으로 배출하는 방법은 대표적으로 운동이 있다. 운동을 하면 몸 안에 있는 노폐물이 땀으로 배출되는데 이때 독소도 함께 빠져나가게 하는 효과가 있다.

실제로 내가 고등학생 때 처음으로 요가를 2달 정도 했었다. 그때 요가를 하면서 처음 한 달간은 땀 냄새가 엄청 지독하게 났다. 당시에는 몰랐지만 지금 와서 보니 '몸 안에 엄청나게 독소를 많이 가지고 있었구나.' 하는 생각이 들었다. 운동은 독소를 배출하는 가장 효과적인 방법이다. 다른 한 가지는 외부에서 들어오는 독소를 통제하는 것이다. 한마디로 '건강한 음식을 잘 먹는 것'이다. 먹는 것에 대해서는 뒷장에 자세히 다루겠다.

단기 플랜을 세워라

통증에 대한 많은 전문가의 소견이 있겠지만 내가 생각하는 통증의 정의는 이렇다. 원인은 알 수 없지만 '몸이 나에게 보내는 신호'이다. 통증이 오는 부위가 아플 수도 있고 아닐 수도 있다. 원인은 다른 곳에서 발생하지만 보이는 곳에서 통증이 오는 것일 수도 있다.

〈서울대학교병원 의학정보〉에서는 통증을 이렇게 정의한다. 실제 또는 잠재적인 신체 손상과 관련된, 불쾌한 감각이나 감정적 경험을 의미한다. 회원들과 이야기를 할 때마다 통증에 대한 구체적인 느낌을 이야기해 달라고 한다. 사람마다 표현하는 것이 다르지만 대부분 비슷하게 말하는 것이 있다. 찌릿하다, 쿡쿡 쑤신다, 쥐어짜듯이 아프다, 따끔 거린다 등 대부분이 통증에 대해서 표현을 한다. 헬스 트레이너는 운동을 통해서 근육의 문제를 해결해 준다. 한 PT 회원이 어깨 상부 승모근이 너무 뭉쳐 있어서 고민을 이야기했다. 나는 말했다.

"회원님 지금 상부 승모근의 근육 길이가 너무 짧아져 있어서 근육이 원래 상태로 힘을 사용하지 못합니다. '적의 적은 나의 친구'라는 말이 있듯이 짧은 근육을 운동을 통해 더 짧게 수축을 하면 근육이 돌아올 수 있습니다."

이렇게 근육에 대해 설명을 하고 운동을 진행했다. 수업을 하면서 조금씩 상부 승모근의 근 길이가 돌아왔고 나중에는 어깨 뭉침과 뻐근함이 사라졌다고 감사를 표했다. 근력 운동으로 근육에 대한 모든 통증을 제어할 수 있다. 운동은 생각보다 효과가 좋다. 운동을 통해서 몸의 변화를 이끌어보자. 그러기 위해서는 단기 플랜이 중요하다.

단기 플랜을 위한 3단계 계획

첫 번째 확인하기

통증이 있는 부위가 어디인지 확인하는 작업이다. 엉덩이 근육이 아프다면 대 둔근, 중 둔근, 소 둔근 중 어디가 아픈지 알아야 한다. 구체적일수록 효과적으로 문제를 해결할 수가 있다.

두 번째 점검하기

어떤 부위가 통증이 발생하는 것을 알았다면 이제는 어디까지 아픈지 가동 범위를 확인해야 한다. 발목이 아픈 사람에게 배측굴곡 일 때 어느 정도 각도로 올라가면 아픈지 저측굴곡 일 때 어느 정도로 내려가는지 근육의 길이가 어느 정도인지 점검해야 한다. 또한 왼쪽 발목이 더 아픈지 오른쪽 발목이 더 아픈지도 체크해야 하며 왼손잡이인지 오른손잡이인지도 체크를 하면서 통증 부위를 확인해야 한다.

세 번째 실행하기

통증이 있는 부위도 확인했고 발생 지점의 가동 범위와 통증 강도를 알았다면 다음으로는 운동을 통해서 실행하면 된다. 실행하기에서는 두 가지로 통증을 잡는데 '근력 운동'과 '스트레칭'이다. 근육이 과도하게 뭉쳐있다면 근육의 길이를 늘려주는 스트레칭을 진행한다. 그리고 근육의 길이를 확보하고 무리하지 않는 중량을 가지고 저항 운동을 한다. 대부분의 재활 운동에서 이렇게 트레이닝을 하면 통증이 잡힌다.

내가 느끼지 못하는 통증, 통증의 발현

다음 단계로 완전 회복을 위해서 안전한 자세로 중량을 조금씩 더 올리면 된다. 하지만 문제가 생길 때도 있다. 그건 바로 통증이 다른 곳으로 이동하는 것이다. 통증은 움직일 수 있다. 왼쪽 다리가 아파서 오른쪽으로 더 힘을 주면서 걸었더니 나중에는 오른쪽 다리가 뻐근하면서 아플 수도 있다. 통증 강도가 최대 10이라고 가정하겠다. 한 PT 회원의 어깨 통증이 9, 무릎 통증이 6 정도인 상태에서 더욱 심각한 어깨 통증을 해결하면 그 뒤에는 무릎 통증이 느껴질 것이다.

이것은 잠재되었던 통증의 발현으로 무릎도 문제가 있었지만 어깨가 너무 아파서 무릎까지는 통증을 못 느꼈던 것이다. 이런 여러 가지 이유로 통증이 계속 생길 수 있다. 그래도 다시 처음으로 돌아가 무릎 근육을 보며 [확인하기, 점검하기, 실행하기]를 시작하면 된다. 원인을 확인하면 통증을 해결할 수 있다. 재활 트레이닝을 통해서 통증이 좋아진 회원이 있었다. 그 회원은 어디만 아프면 수업 시간에 이야기하곤 했다. 그래서 나는 웃으면서 말했다.

"회원님 맨날 아프신 곳이 생기네요. 운동은 언제 하죠? 하하하." 하니깐 회원이 말했다.

"난 이 코치가 매번 아픈 곳 해결해 줘서 너무 좋아. 만족해. 여러 병원 다 가봤지만 주사랑 약만 주고 그때뿐이야. 앞으로 계속 잘 부탁해."

회원을 만족시켰다는 생각에 기분이 좋았다. 하지만 재활 운동의 끝은 정상으로 돌아가는 것이다. 제자리에 머물러 있으면 안 된다. 다시 일정 수치로 회복해야 한다. 많은 회원이 완벽하게 재활 운동을 하지 않고 통증만 조금 없어지면 운동을 안 하거나 핑계를 대면서 그만둔다. 그리고 다시 통증이 발생하면 등록을 한다. 눈에 보이는 통증보다 눈에 보이지 않는 통증까지 잡는 것이 중요하다. 문제는 통증이 없어지는 순간 아픈 곳이 해결되었다고 착각하는 것이다. 아쉽게도 통증은 쉽게 해결이 되지 않는다. 재활 운동에 필요한 건 절대적으로 시간이다. 아픈 것을 참고 인내하며 운동하는 자세가 필요하다. 아픔이 완전히 사라지고 움직임이 원활할 때까지 운동해야 한다.

"힘든 시기가 있을 수 있지만, 당신이 직면한 어려움은 당신을 더욱 단호하게 만들 것입니다."

– 마르타

재활 운동을 하면서 회원이 고통스러워하는 것을 보면 나도 마음이 아프다. 엄청나게 괴로워하고 인상을 쓰며 아파한다. 하지만 그런 힘든 시기를 이겨내고 고통을 감내해야 한다. 지금 아프고 고통스러워야만 나중에 웃으며 운동을 할 수 있다. 그리고 완전히 회복할 때까지 아픈 부위를 너무 무리하게 사용하지 말자. 통증을 이겨낼 단호한 마음과 아프지 않은 확신을 가지고 단기 플랜을 세워서 통증을 해결해 보자.

내 몸이 먼저 바뀌어야 한다

> "위대한 인물들의 전기를 읽으며 나는 그들이 쟁취한 첫 번째 승리가 자기 자신을 대상으로 한 것이 있음을 발견했다. 그들 모두는 무엇보다도 우선 자기 수양 과정을 이겨냈다."
>
> – 해리 S. 트루먼

벼랑 끝 낭떠러지에 올라선 심정

PT 상담을 W 회원과 했다. 여러 가지 운동 목적을 가지고 오지만 이번 W 회원은 정말 간절했다.

"코치님. 미루고 미루다 어쩔 수 없이 왔습니다. 할 수 있는 건 다 해보았지만 안 되네요. 도와주세요."

그의 절박한 심정이 절절하게 느껴졌다. 나 또한 감정이입이 되어 최선을 다해 도와주려는 마음이 강하게 일어났다. 30대 중반 남성 회원이며 출장이 많아서 운전을 하루 종일 하는 일을 하고 있고 활동량은 없으며 배달음식을 한 달에 25번 이상 거의 매일 시켜 먹는다.

운동 목적은 다이어트이고 상담일을 기준으로 3개월 뒤에 맞춤 예복 사이즈를 재고, 5개월 뒤에 웨딩촬영이 있으며, 9개월 뒤에 결혼식이 있다. 해야 할 일이 정말 많았다. 결혼 준비와 더불어 다이어트까지 해야 하니 쉽지가 않았다. 하지만 벼랑 끝에 올라선 심정으로 간절한 마음이 있기에 독려하면서 수업을 했다.

W 회원에게 단기 플랜으로 다이어트 식단을 이야기하며 배달음식을 멀리하도록 하였다. 그리고 PT 수업은 주 3회를 고정으로 하고 나머지 요일에는 개인 운동을 하도록 했다. 처음엔 운동을 20분만 시켜도 팔다리가 후들거리며 지친 모습이 보였지만 시간이 지남에 따라서 체력이 좋아졌다. 점차 건강 습관을 주제로 이야기하며 발전하는 모습을 보였다. 그렇게 좋은 변화가 생겼다. 하지만 체지방이 조금 빠졌을 무렵 회식이 잦아졌고 여자친구의 방해가 시작됐다. 데이트를 하는데 어쩔 수 없이 먹어야 하는 순간이 온 것이다. 한 주가 지나고 W 회원 얼굴이 탱탱하게 부었다. 클린 식단을 하다가 갑자기 염분이 있는 음식을 먹으면 얼굴이 올라온다. 그렇게 다시 정신교육이 시작되었다.

W 회원은 식욕이 정말 좋다. 그 자리에서 피자 한 판과 치킨 한 마리를 혼자 다 먹을 수 있다. 그런 사람이 닭가슴살과 샐러드 그리고 소량의 일반식을 먹으라고 하니 얼마나 힘들겠는가. 하지만 그렇다고 결혼을 그냥

할 수는 없지 않은가. 식단을 실패도 하고 근육통으로 고생을 했지만 그래도 포기하지 않고 운동을 계속했다. 운전을 많이 하는 직업 특성상 엉덩이 근육과 허리 근육이 너무 약했다. 그래서 그 부위를 조금 집중해서 트레이닝을 했다. 다이어트라고 해서 체형을 보지 않고 그냥 무식하게 운동만 하면 위험하다. 운동 초반에는 어느 정도 할 수 있겠지만 멀리 보면 부상의 위험이 매우 높아진다.

그렇게 약한 부위는 강하게 트레이닝하고 뻣뻣한 부위의 근육은 스트레칭을 하면서 몸을 만들기 시작했다. 3개월이 지났고 W 회원은 예복 사이즈를 재었다. 1차 고비가 지나서인지 운동의 루틴은 잘 가져갔지만 먹는 것이 문제가 생겼다. 또 이런저런 핑계를 대면서 먹기 시작했다. 다시 정신교육을 하며 마음을 다스리고 웨딩촬영을 무사히 끝냈다.

어떡해요. 결혼식 예복이 안 맞아요!

운동 6개월 차가 지났을 무렵 회원이 몰라보게 달라져 있었다. 15kg 넘게 감량에 성공했고 운동과 식단을 잘하고 있었다. 수업 시간에도 근력을 조금씩 올려서 몸도 올라오고 있었다. 하지만 너무 잘되고 있기에 불안했다. 그리고 항상 주말에 회원이 식단을 카페에 올리지 않으면 불안했다. 운동에서 무소식은 불행한 소식이 될 가능성이 매우 크다. 주변 사람들에게서 이제는 더 안 빼도 된다고 지금 딱 보기 좋다고 '합리화 공격'이 시작되었다. 그렇게 음식의 양이 조금씩 늘어났다. '회사의 스트레스'와 '결혼 준비의 갈등'으로 몇 번의 폭식을 하더니 어느 순간 2차 예복 사이즈를 측정할 때 문제가 생겼다.

1차 예복 측정할 때의 몸과 지금의 몸이 달라졌다. 몸이 더 커져서 옷이 안 잠긴다고 한다. 이유는 남모르게 먹었던 야식과 폭식으로 인한 복부 지방 팽창이다. W 회원은 나에게 와서 이야기했다.

"선생님 이제 결혼식 2달 남았는데 어쩌죠? 다시 예복을 맞춰도 대기자가 있어서 적어도 3개월은 걸린다고 하네요. 큰일 났어요. 도와주세요. 이제 진짜 하라는 대로 다 할게요!"

너무 당황해서 말도 잘 안 나왔지만 다시 멘탈을 부여잡고 이야기했다.

"이제 제 이야기 말고 다른 사람이 말하는 거 절대 듣지 마세요! 처음부터 다시 시작하는 마음으로 다시 해볼게요."

그렇게 결혼식 예복 옷을 입기 위한 다이어트 전쟁이 다시 시작되었다.

그나마 다행인 건 몸이 운동을 기억하고 있고 근육량도 예전보다 성장했기 때문에 다시 시작하기 편했다. 나와의 PT 수업 호흡이 맞춰져 있어서 운동과 영양에 대해서 하나씩 구체적으로 잡아 나아갔다. 사람마다 활동량과 움직임이 다르다. 똑같은 식단을 모두에게 그대로 적용하면 안 되고 개개인마다 차별을 두면서 조언해야 한다. 그렇게 팽창한 몸에서 다시 목표한 최저 체중에 도달했다. 거기에서 나아가서 조금 더 감량하여 -18kg, 더할 나위 없는 최상의 몸무게를 찍었다. 결혼식이 있기 1주일 전, 마지막 수업을 하면서 W 회원이 말했다.

"선생님 덕분에 결혼 잘할 것 같아요. 너무 감사합니다. 중간에 제가 좀 먹어서 당황하셨을 텐데 끝까지 포기하지 않고 지도해 주셔서 감사합니다."

이 이야기를 듣는데 속으로 많은 생각이 들었다. 약 9개월 정도의 시간에 다양한 감정과 사건 사고들이 있었다. 하지만 그때마다 나는 중심을 잘 잡았다. 내가 포기하면 회원도 성공할 수 없을 거라는 생각에 '벼랑 끝에서도 나는 절대로 떨어지지 말자.'라는 생각으로 버텼다. 포기하지 않는 사람이 바로 헬스 트레이너이다. 가족과 연인 친구가 다 포기하더라도 트레이너는 마지막까지 절대로 포기하지 말아야 한다.

포기하지 않는 사람

인간은 고통을 싫어한다. 힘든 건 좋아하지 않는다. 쉽게 살기 원하고 어렵고 귀찮은 것은 안 한다. 헬스를 하면서 많은 사람을 보았다. 하지만 헬스를 좋아하는 사람은 열 손가락에도 꼽는다. 헬스 트레이너도 운동이 좋아서 하는 경우는 100번에서 20번도 안 된다. 나머지 80번은 해야 하기 때문에 하는 것이다. 운동의 필요성은 많은 매체에서 좋다고 이야기한다.

그리고 근력 운동은 나이를 먹으면서 필수라고 한다. 하지만 근력 운동은 재미없고 지루하며 하기 싫다. 하고 나면 근육통이 오고 기분도 찌뿌둥하고 몸도 원활하게 안 움직이니 짜증도 난다. 하지만 명심해야 한다.

모든 인간은 근력 운동을 해야 한다. 우리 몸은 강해질 수도 있고 약해질 수도 있다. 그렇다면 성장을 할 수도 있고 퇴화할 수도 있다는 뜻이다.

오리가 호숫가에 떠 있다. 잔잔하게 흐르는 물가이지만 물은 이동하고 있다. 우리가 보는 시선에서는 오리가 가만히 있는 것 같아 보이지만 실상은 오리 다리는 계속 헤엄치고 있다. 이처럼 현상을 유지하는 것에도 힘이 필요하다. 앞으로 나아가려는 노력을 해야 지금의 근육을 유지할 수 있다. 하지 않거나 멈추면 퇴화된다. 많은 회원이 이야기한다.

"PT 받으면 살 빠져서 좋은데 안 받으니까 다시 쪄요. 또 요요 왔어요."

PT 받을 때만 운동과 식단을 해야 하는 것이 아니다. 사람은 평생 운동하면서 살아야 한다. 먹기만 해서는 몸이 병들어 다친다. 헬스 트레이너는 동기부여의 끝판왕이 되어야 한다. 사람의 마음속 깊은 곳에서 해야 하는 의지를 불태워야 한다. 그리고 절대 포기라는 단어를 입에 담지 않으며 열정적으로 회원 한 사람 한 사람을 가르치고 변화를 주어야 한다. 그러면 동기를 일깨워 주고 변화시키기 위해 한 회원에게 몇 번의 이야기를 해야 할까? 내가 경험해 본 결과 100번의 이야기가 필요하다. 한 사람에게 같은 이야기를 100번 해야 한다. 10번 30번만 하면 된다고? 이 회원은 머리가 좋으니 3번만 말해도 된다고? 절대 아니다. 화장실 들어갈 때와 나올 때가 다른 것이 사람이다.

남을 가르쳐보니 머리가 좋은 사람일수록 자기의 고집이 있어서 쉽게 받아들이지 않으려고 한다. 변화가 빠른 사람은 하얀 백지 같은 사람이다. 아직 색이 묻어나지 않아서 무엇을 말해도 쉽게 받아들일 수 있는 사람이다. 경험한 바로는 대체로 남성보다 여성 회원이 나의 말을 경청하며 빠른 변화를 보였다. 대부분의 남성 회원은 헬스를 쉽게 보는 경향이 강한 것 같다. 정확한 자세와 호흡 그리고 가동 범위와 타깃을 알고 하는 것이 아닌 그냥 막 해보면서 부상을 당하면 그제야 배워야겠다고 생각이 들어서 PT를 받는다. 그런 사람일수록 수업은 더 어렵다. 여성 회원 대부분은 헬스에 대해서 '기구를 다루기가 무섭다, 모른다, 힘들 것 같다'는 조심스러운 인식이 있다. 그래서 더욱 겸손한 마음으로 선생님의 모든 면을 배우고 흡수한다.

일정 고도로 올라서면 다양한 배움을 통해서 자신의 운동 길을 발견하고 찾아가면 되지만 처음에는 한 선생님의 운동 철학과 중요한 포인트를 배우는 것이 좋다. 어설프게 이 사람 저 사람 따라다니면서 배우는 것은 오히려 혼란만 가중될 뿐이다.

존경하는 회원, 실망스러운 회원

수업을 하면서 진정한 어른을 본 적이 있다. 70대 중반 나이로 한 중견기업을 운영하는 PT 회원을 수업했을 때 일이다. 아들보다 더 어린 손자뻘 되는 나에게 그 회원은 항상 고개 숙여 90도로 인사하고 배울 때 귀기울여 듣고 열심히 운동을 했다. 그럴 때 트레이너는 더 긴장을 하게 된다. 그리고 수업 시간에 혹여나 말실수를 하지 않을까 그리고 어떻게 하면 더 건강하게 해드릴까 하면서 온 힘을 다해 수업을 한다. 회원 한 사람의 행동과 말투 하나하나에 진심이 담길 때 헬스 트레이너 또한 진심으로 열정적인 마음으로 수업을 할 수 있다.

어떤 직업에서도 부르는 사람에 따라서 높게 부르는 호칭과 비하하면서 부르는 호칭이 있다. 하지만 수업을 받는 회원은 안다. '이 사람은 절대 비하해서 판단하면 안 되겠구나.' 트레이너라면 본인만의 확신을 가지고 회원의 건강과 더 나아가서 삶을 책임진다는 자세로 임해야 한다. 자신의 가치를 더 높이면 높아진 가치에 따른 회원이 온다. 요즘 들어서 헬스 업계에서도 회원과 트레이너 간의 마찰이 많다고 한다. 다양한 이해관계가 있을 수 있지만 적어도 하나만 기억하자. 가는 말이 고와야 오는 말이 곱다. 내가 좋은 사람이 되면 좋은 사람도 나에게 올 수 있다. 그리고 말 한마디, 행동 하나도 오해하게 하면 안 된다.

헬스 트레이너라는 직업을 하면서 수업을 하다 보면 다양한 PT 회원을 접한다. 그중 힘들었던 회원의 이야기다. 회사에서 왕따를 당하는 회원이었는데 그런 스트레스를 트레이너인 나에게 풀었다. 그래도 최대한 맞춰주면서 수업을 하고 있는데 헬스 트레이너로서는 들어야 하지 말아야 하는 말을 듣고 말았다. 운동을 했는데 몸에 문제가 생겼다는 이야기다. 억울했던 것은 당시 지도한 동작이 100명이 넘는 회원들도 무리 없이 수행한 동작이었으며, 수업 시간에는 별다른 이상을 보이지 않고 원활히 수행한 동작이었는데 괜한 트집을 잡아 항의를 했다.

다른 것이라면 참았겠지만 인격에 대한 모독, 커리어의 부정과 함께 쏟아지는 비난에 다른 선생님에게 회원을 인계하며 마무리를 했었다. 그렇게 눈물로 하루를 보낸 날도 있다. 몸을 변화하고 싶다면 그 사람의 조언에 귀담아듣고 인격을 존중하는 자세가 되어 있어야 한다. 트레이너도 사람이다. 사람과 사람이 만나서 수업을 받고 변화를 이끌기 위해서는 서로가 겸손함을 가지고 있어야 한다. 남보다 높아지려는 마음을 버리고 한 사람이 가지고 있는 노하우와 경험을 배우기 위해서 노력해야 한다. 그럼에도 불구하고 트레이너는 포기하지 않는 사람이다. 오늘도 그리고 내일도.

작은 성공이 큰 성공으로

라면 내기할래요?

기억에 남는 P 회원이 있다. 20대 중반의 나이로 여성 회원이다. 다이어트를 목적으로 수업을 하면서 운동을 지도했다. 하루는 식단에 대해서 이야기를 했다.

"다이어트가 운동 목적이시니 식단에 대해서 한번 이야기해 볼까요. 회원님?"

P 회원이 답했다.

"선생님 저는 면을 너무 좋아합니다. 특히 라면에 환장해요. 매일매일

라면만 먹고도 살 수 있을 것 같아요. 면순이입니다.”

대화를 통해서 라면이 다이어트에 도움이 안 된다고 강조를 하면서 이야기를 했다. 많이 아는 이야기이지만 한번 더 살펴본다면 라면의 단점은 이렇다.

1. 라면은 가공식품이다

튀긴 면이 있고 인공 조미료와 합성 첨가물 그리고 방부제가 들어 있다. 인간은 살아 있는 음식을 먹을수록 더 건강해진다. 하지만 라면의 모든 식재료는 다 죽어 있다. 공장에 한번 다녀온 음식은 모두 죽어 있는 음식이다. 장기간 먹게 되면 건강에 문제가 될 수 있다.

2. 라면은 영양소가 부족한 음식이다

흔히 텅 빈 칼로리라고 이야기하는 식품 중 하나다. 열량이 높지만 섬유소, 미네랄, 무기질, 비타민 등 사람이 먹어야 하는 필수 에너지인 영양이 들어 있지 않다. 라면을 먹는다면 배는 일시적으로 부르지만 영양이 부족해서 3시간만 지나면 또 배가 고파지는데 이런 이유이다. 칼로리는 높지만 몸에 건강한 칼로리 섭취는 안 된다.

3. 라면에는 고지방과 과도한 나트륨 함량이 있다

라면의 가장 큰 문제는 나트륨 함량이 매우 높다는 것이다. 라면은 주로 소금으로 만들어지는데 과도한 나트륨 섭취는 인체에 큰 위험을 초래한다.

라면 1개당 나트륨 평균 함량은 2,075mg에 해당한다. 이는 우리나라 1일 나트륨 섭취 기준치(3,500mg)의 59%에 해당한다. 라면 1개를 먹게 되면 나트륨을 하루에 먹어야 할 양의 절반 이상을 먹게 된다. 나트륨이 과하게 되면 인체 내에 있는 근육에도 문제가 생긴다. 근육의 40%는 물이다. 근육을 많이 만들기 위해서는 수분 함량이 높아야 한다. 하지만 라면을 많이 먹게 된다면 몸에 나트륨 함량이 높아져서 근육에 있는 수분도 빠질 수 있다.

그래서 라면을 먹고 나면 갈증이 나는 것이 그런 이유다. 또한 과도한 나트륨 섭취로 심혈관 질환과 고혈압 위험이 증가할 수 있다. 라면에는 지방도 많이 있는데 건강한 지방은 몸에 도움이 되지만 나쁜 지방은 혈관을 막는 요인이 될 수 있기 때문에 건강에 도움이 되지 않는다.

다시 돌아가서 P 회원은 면을 너무 좋아했다. 회사에서도 매일 점심에 면을 먹었다. 그리고 특히 P 회원에게 라면은 최고의 음식이었다. 나는 P 회원에게 이야기했다.

"회원님 솔직히 말해서 먹고 싶은 것 다 먹으면서 다이어트는 할 수 없습니다. 먹을 때가 있고 안 먹을 때가 있습니다. 지금은 안 먹을 때입니다."

P 회원이 답했다.

"다른 건 다 할 수 있어도 라면만큼은 절대 못 끊을 것 같아요. 너무 괴롭네요."

옆에서 너무 마음이 아파서 그만 나도 모르게 이야기했다.

"그럼 나도 안 먹으면 안 먹을 수 있어요? 나랑 같이 안 먹어볼까요?"

P 회원은 너무 놀란 나머지 두 눈을 크게 뜨고 이야기했다.

"선생님은 라면 안 좋아해요? 안 먹을 수 있어요?"

나는 이야기했다.

"저도 라면 좋아하죠. 군대에서는 보급을 많이 받아서 하루에 3개 이상씩도 먹었는걸요. 지금 회원님이 너무 힘들어하니 같이 도와주려고 하는 거예요."

이에 감동한 회원이 그러면 자신도 마음먹고 안 먹겠다고 이야기하고 그날부터 1일차로 라면 내기를 시작했다.

변화시키려는 마음으로

헬스 트레이너로 일하면서 라면을 자주 먹었던 것은 아니지만 그래도 가끔 심심할 때마다 먹곤 했는데 안 먹으니 조금 허전했다. 하지만 회원과의 약속이 있기 때문에 나도 같이 다이어트한다는 마음으로 도전했다. 그렇게 P 회원은 다이어트에 돌입했다.

운동 강도도 점차 올라가고 운동 수행 능력도 향상되었다. 면이란 면은 다 안 먹게 된 지 3개월 만에 −8kg라는 좋은 성적을 남겼다. 그리고 주변에서 '다이어트를 하면서 더 보기 좋아졌다.'라는 말을 듣게 되었다.

P 회원은 더 열심히 운동하기 시작했다. 그동안 라면을 많이 먹어서 몸에 부종이 많았지만 그것이 하나씩 사라지고 날씬한 몸을 갖게 되었다.

4개월 차에 접어들었을 무렵 P 회원이 안절부절못한 상태에서 나에게 이야기했다.

"선생님 너무너무 죄송해요. 주말에 친구들이랑 저녁 먹었는데 거기서 라면 먹게 되었어요." 나는 좀 아쉬웠지만 그래도 성과가 있었기 때문에 그동안 잘했다고 이야기해 주었다. 그렇게 나도 이제 라면을 좀 먹어볼까 하는 생각이 들었지만 한편으로는 이런 생각을 했다. '이미 라면 먹고 싶은 마음이 사라져서 조금 더 해볼 수 있겠는데 한 1년은 안 먹어 볼까? 나중에 회원님들에게 자랑해야지.' P 회원을 변화시키려는 마음 하나로 나도 라면을 안 먹었지만 조금 더 해보고 싶은 마음에 P 회원에게 나는 1년을 할 거라고 이야기했다. 그리고 1년을 참고 넘기면서 1년 2개월쯤에 다시 라면을 먹게 되었다. 이번 이야기를 많은 회원에게 해주면 하나같이 이렇게 이야기한다.

"아니 어떻게 그렇게 잘 참아요?"

"먹고 싶은 마음이 안 오나요?"

나도 평범한 식욕을 가진 사람이다. 왜 안 먹고 싶겠는가. 하지만 먹지 말아야 한다고 마음을 강하게 먹고 나면 그 음식에 대한 흥미가 떨어진다. 신념을 갖고 마음을 굳게 지키자. 식욕과의 주도권 싸움에서 승기를 잡는 것이다. 내 몸에 어떤 음식을 허용할 지는 내가 결정한다. 식욕을 컨트롤하지 못하는 것은 고양이에게 생선을 맡기는 일이다. 몸에 도움이 되는 음식과 나쁜 음식을 잘 분별해서 적당히 먹는 것이 돈을 버는 일이다.

나중에는 몸이 아파서 음식 비용보다 병원 치료비용이 더 나간다. 더운 여름에 문을 열고 에어컨을 틀면 어떻게 되는가. 하나도 시원하지 않다. 문을 닫고 공기를 차단하고 에어컨을 열어야 한다. 선택과 집중이 필요하다. 지금 내가 할 일을 정하고 그것에만 집중하는 것 그리고 그것을 더 잘하기 위해서 어떤 행동이 필요하고 지금 내가 해야 하는 일이 무엇인지 하나씩 구체적으로 계획하며 실행하는 것이 중요하다.

다이어트는 골고루 먹는 것이 아니다

P 회원과의 수업에서 내가 느낀 건 '내가 가장 좋아하는 것을 안 먹게 되는 날이 바로 다이어트를 시작하는 가장 중요한 날'이라는 것이다. 세상에는 맛있는 음식이 너무 많다. 하지만 그것을 다 소화하기에는 우리가 가지고 있는 위는 작다. 우리의 위의 용량은 약 1,500cc이다. 한국인 성인의 평균 용량은 남자가 1,407cc이고 여자가 1,275cc이다.

우리가 가지고 있는 위는 하나인데 마치 초식 동물처럼 3~4개를 가지고 있는 것처럼 먹어서는 안 된다. 심지어 초식 동물은 위를 3~4개를 가지고 있지만 먹는 음식은 풀이다. 다이어트를 하게 될 때는 선택과 집중이 필요하다. 그리고 계획을 정해서 3개월, 6개월이 아닌 1달, 1주일 플랜을 정해야 한다. 작은 성공이 큰 성공으로 이어진다. 한 달에 4kg 감량하고 싶다면 한주에 1kg을 빼야 한다. 그렇다면 먹는 것도 여러 가지를 먹는 것이 아닌 가지 수를 줄이는 것이 좋다.

헬스 트레이너가 가장 많이 먹는 식단은 닭가슴살, 현미밥, 김치이다. 이렇게 3가지는 기본으로 먹고 조금 더 먹고 싶으면 김이나 매운 고추, 다른 밑반찬을 먹는다. 많은 종류의 음식을 혼합해서 먹다 보면 우리 위는 소화하기 어려워진다. 다이어트는 골고루 먹는 것이 아니다. 다양하게 먹으면 안 된다. 선택과 집중을 해서 먹어야 한다. 내가 라면을 안 먹을 수 있었던 배경도 그렇다. 나는 다이어트를 하면 먹지 말아야 할 것부터 정한다. 그리고 그것에는 눈길도 안 준다. 그리고 먹을 것이 있는 자리에는 가지 않는다. 어쩔 수 없이 간다면 양해를 구하고 안 먹는다.

뇌가 기억하는 몸무게(Set Point)

내가 생각하는 다이어트는 이렇다. 쉽게 하면 쉽게 찌고 어렵게 하면 어렵게 찐다. 다이어트 약이나 시술로 지방을 뺀 회원은 그만큼 쉽게 지방을 뺐기 때문에 다시 증가하는 속도도 빠르다. 하지만 한 걸음 한걸음 본인만의 속도로 묵묵히 가는 회원은 조금 더 먹더라도 쉽게 살이 찌지 않는다. 이유는 우리 몸의 '항상성' 때문이다. 항상성은 우리 인체의 시스템에 변동이 일어나 정상치에서 벗어나면 다시 원래 상태로 되돌아오면서 건강한 기능을 하게 되는 것이다.

쉽게 설명하면 뇌가 기억하는 몸무게가 있다. 영어로는 'Set Point'라고 한다. 우리 뇌는 지금 나의 몸무게를 기억한다. 이 기억을 가지고 조금 빠지면 모든 세포가 없어지고 죽을까 봐 다시 생산하고 너무 과하게 많으면 음식의 흡수를 줄여서 대변을 통해서 배출을 하게 한다. 그렇게 뇌가 몸무게를 조절한다. 평소에 70kg의 몸무게를 3년 동안 유지하다가 어느 날 지방 흡입을 통해서 60kg이 되었다면 우리 몸은 어떨까? 엄청나게 급할 것이다. 왜냐하면 우리 머리로는 일부러 그랬다고 생각하지만 몸은 인식한 정상치를 벗어나 이제 곧 죽을 것이라는 공포에 휩싸여 항상성을 필사적으로 발동한다. 평소에는 소량의 음식이 몸에 들어와도 50%를 흡수했다면 이제는 80~90%를 흡수해서 평소와 똑같이 먹어도 쉽게 살찌게 된다. 뇌는 70kg을 기억하기 때문이다.

원인을 해결해야 결과가 바뀐다

그렇게 된다면 살이 찌는 속도는 매우 빨라진다. 근본을 해결해야 한다. 먹는 양을 늘려서 이미 위가 커졌는데 지방 흡입만으로는 한계가 있다. 소식을 통해서 위를 줄여야 한다. 그리고 '클린 푸드'를 먹어서 몸의 에너지를 키워야 한다. 인체의 에너지가 충분하게 있으면 사람은 배가 고프지 않다. 몸에 도움이 안 되는 음식을 계속 먹기 때문에 에너지가 없고 무기력하고 힘들어지는 것이다. 그렇게 되면 배가 계속 고프기 때문에 자꾸 먹게 된다.

영양가 있는 음식을 섭취해야 한다. 죽은 음식보다는 살아 있는 음식을 먹어야 한다. 살아 있는 음식은 과일과 채소가 있다. 사람은 땅에서 나오는 음식으로 삶을 산다. 땅속 영양분을 그대로 머금은 음식을 먹어

라. 그러면 당신의 몸은 더 건강해질 것이다. 배가 자주 고픈 사람은 가공식품을 많이 먹는 사람이다. 자연식품을 먹게 되면 배가 자주 고프지 않는다. 오히려 조금 먹어도 배가 부르다.

다이어트와 건강 그리고 체력증진 등 운동에는 다양한 목표가 있다. 당신이 정말 변하고 싶다면 방법을 찾아라. 하나의 행동에는 하나의 생각이 뒤따른다. 복잡하게 생각하지 말자. 변하고 싶으면 변하면 된다. '변화'와 '변명'은 한 단어 차이다. 당황하지 말고 침착하게 계획을 세우고 다시 시작하자. 실패해도 된다. 먹을 수 있다. 하지만 포기는 하지 말자. 작은 성공에 도전하자. 작은 도전이 계속되어서 작은 성공을 하면 그 성공의 크기는 점점 커질 것이다. 오늘 당신은 변화하는 사람인가 변명하는 사람인가.

운동 목표에 성공하는 사람의 특징

> "사람이 옳다고 여기는 길이어도 결국에는 죽음에 이를 뿐이다. 웃어
> 도 마음은 아플 수 있으며 기뻐도 끝은 슬플 때가 있다."
>
> – 잠언 14장 12~13절

자본주의 시대에서 살아남는 지혜

이스라엘 왕국 제3대 왕이자 지혜의 왕으로 알려진 솔로몬이 적은 문
구이다. 솔로몬은 고대부터 지금까지 가장 지혜로운 사람이라고 알려져
있다. 이런 지혜로운 사람이 적은 한 줄이 나의 마음을 울렸다. 지금까
지 여러분은 음식에 대해서 얼마나 올바로 알고 있는가? 혹시 본인이 알
고 있는 이야기가 식품 업계의 마케팅으로 인한 무의식의 발현이진 않은
가? 그리고 남에게 들은 정보를 확인하지 않고 그냥 쉽게 믿지 않았나?
과학이 발전되면서 점점 많은 이야기가 생기고 있다.

무엇을 먹어야 할지, 어떤 것은 우리 몸에 안 좋은지 하나씩 알려지고 있다. 하지만 세상은 그리고 자본주의 시대에서는 관심 없다. 내 몸이 나쁜 길로 가고 있는지도 모른 채 그저 입이 먹고 싶은 대로 먹으면서 몸은 점점 쇠약해진다. 그런 이야기를 들은 적이 있을 것이다. '입이 먹고 싶은 것은 몸이 싫어하고 몸이 좋아하는 음식은 입이 싫어한다.' 회원을 교육하기 위해서 많은 자료를 보고 공부를 하면서 느낀 건 건강에 좋은 음식은 맛이 없다는 것이다.

그리고 다이어트를 성공하기 가장 어려운 회원의 특징은 자신이 하는 행동이 옳다고 여기면서 합리화를 한다는 것이다. 인정하지 않고 문제는 다른 곳에 있다고 생각한다. 마치 '이것만은 절대 포기 안 한다.'라는 선이 명확하다. T 회원의 이야기다. T 회원은 110kg이 넘는 회원이다. 다리에 통풍까지 온 그는 다이어트를 해야 한다고 생각해서 나와 수업을 하게 되었다. 운동을 진행하며 식단에 대해서 이야기를 하는데 방어기제가 나오면서 변명을 시작했다.

"회원님 식단 잘하고 계시나요? 사진으로 보여주세요. 요즘 안 올라와서 궁금하네요."

회원이 답했다.

"아 제가 잘하고 있어요. 요즘 바빠서요. 제가 모르는 게 있으면 물어볼게요."

계속 이야기를 더 하면 회원이 기분이 나쁠까 봐 더 이상 식단에 대해서 물어보지 않고 운동을 하며 시간이 흘렀다. 어느 날 회원이 살이 더 이상 빠지지 않는다고 했다. 나도 식단에 대해서 모르는데 어떻게 조언을 하겠는가. 그래서 그날 식단에 대해서 조곤조곤 이야기를 들었다.

생각보다 너무 극단적으로 하고 있었다. 원 푸드 다이어트도 하고 간식만 먹는 등 답답한 이야기를 듣게 되었다. 다시 회원과 이야기를 통해서 올바른 식단 정보를 알려주고 이제부터 다시 시작하자고 말했다. 그렇게 올바른 식단을 통해서 다이어트를 시작하자 조금씩 살이 빠지면서 다이어트에 성공했다.

많은 헬스 트레이너가 PT 회원의 식단에 대해서 골머리를 앓는다. 식단을 잘 지키는 회원이 없기 때문이다. 10명의 회원이 있다면 그중 식단을 잘 지키는 회원은 2명이다. 다이어트를 시작하면 가장 중요한 것이 먹는 것이다. 최고급 스포츠카에 최고급 휘발유를 넣듯이 소중한 우리 몸에도 건강한 음식이 들어와야 한다. 건강한 근육을 만들려면 건강한 단백질 음식이 들어와 주어야 한다. 운동선수는 먹는 것을 엄청 신경 쓴다. 그래야 실전에서 엄청난 기량을 발휘할 수 있기 때문이다. 내가 좋아하는 음식을 먹고 지금은 웃을 수 있지만 나중에는 마음이 아플 것이다. 먹는 것의 행복 때문에 잠시는 기쁘지만 끝은 슬플 수 있다.

열정 있는 사람 vs 머리 좋은 사람

운동을 가르치면서 많은 회원을 만난다. 각자의 특색과 더불어 운동하는 루틴과 식습관도 다 다르다. 하지만 변화가 되는 사람은 머리가 좋은 사람이 아니라 열정이 있는 사람이다. 그리고 그 열정을 가지고 올바르게 운동과 식단을 하면서 변화를 꿈꾼다. 학창 시절 머리가 좋은 사람을 본 적이 있을 것이다. 흔히 사람들이 말하는 천재이다. 그런 사람은 한번 본 내용은 시험 때까지 기억한다. 그리고 공부도 별로 안 하면서 같이 친구들과 놀면서 쉰다. 하지만 시험을 보면 그 친구는 항상 상위권에 올라가 있다.

공부 머리가 있는 사람이 있다. 머리가 좋으면 공부를 잘한다. 하지만 운동은 다르다. 운동에서 아무리 이론과 지식이 많이 있어도 운동을 하지 않으면 몸은 좋아지지 않는다. 운동에서 흘린 땀방울은 어느 누구도 만들어줄 수 없다. 본인이 해야 한다. 어떤 회원은 이런 이야기를 한다.

"PT 받으니까 이 정도는 먹어도 되는 줄 알았어요."

PT는 서포트를 받는 것이다. 방향과 올바른 길로 이끌어주는 운동이지 정확히 PT만 받고 변화를 이끌어 낼 수는 없다. 본인이 움직이고 운동을 해야 한다. 운동하기 힘들어도 해야 한다. 그렇게 오늘의 한 걸음을 걸어야 한다.

머리가 너무 좋은 사람은 운동에도 이론과 배움이 있다며 PT를 받는다. 실제로 의사나 변호사, 교수 같은 머리가 좋은 사람일수록 PT를 예전부터 받고 있다. 많은 직업을 가진 회원들을 상대하며 느낀 점은 (고도 지적 작업을 하는) 전문직 종사자일수록 운동에 더 신경 쓴다는 것이다.

하지만 모든 사람은 아니지만 몇몇의 머리가 좋은 사람은 한계를 체험하는 역치까지는 도달하지 못했다. 과한 운동은 독이라고 본인이 정한 기준이 있기 때문이다. 운동에서 때론 머리로는 이해하지 못하는 단계가 존재한다. 그 단계를 나는 '나의 한계치'라고 한다.

나의 한계치

나의 한계치에 도달하기 위해서는 어설픈 자세로는 절대로 갈 수 없다. 왜냐하면 부상의 위험이 있기 때문이다. 내 모든 힘과 노력을 다해서 자신이 정한 무게에 도달해야 한다. 위험이 있다면 보상도 크다. 그에 따른 운동수행치와 근력은 선물이다. 운동할 때는 생각은 내려놓고 열정을 가지고 운동을 해보자.

멀리 보면서 자신이 정한 단계를 조금씩 올라간다. 나의 한계치에 도달했던 사람과 도달하지 못했던 사람의 차이는 분명하다. 운동에서의 높은 단계의 경지에 올라가는 사람과 똑같이 제자리걸음 하는 사람의 차이다. 웨이트트레이닝을 하다 보면 점점 더 깊어지는 것을 느낄 수 있다. 웨이트트레이닝은 태평양 깊은 바다와 같다. 하면 할수록 점점 깊이가 있는 몸의 신비로움에 놀라곤 한다. 그리고 더 올바른 자세와 자극을 위해서 공부하고 연구하게 된다.

운동을 시작하고 몸의 변화를 가지려면 열정이 있어야 한다. 그리고 이 분야를 최대한 깊고 넓게 들어가려고 노력해야 한다. 일반인이 왜 그 정도로 해야 하냐고 반문할지도 모른다. 하지만 내 생각은 다르다. 본인 몸이다. 평생을 자신의 몸으로 살아야 하는데 어디가 아프거나 문제가 생기면 셀프로 고치고 치료할 수도 있어야 하지 않겠는가? 세상에서 자신을 가장 잘 아는 사람은 자기 자신이다. 통증과 아픔을 입으로 설명할 수도 있지만 그것을 완전히 알아듣는 사람은 없다. 심한 질병이나 치료가 필요한 것은 병원에 가야 한다. 하지만 조금만 아파도 병원에 가는 건 좋은 습관이 아니다.

우리의 몸은 강하다. 그리고 우리의 몸은 자가 치료에 대한 준비가 되어 있다. 더 이상 약과 약물에 너무 의존하지 말자. 약과 약물은 잠시는 효과가 있지만 나중에는 그 양을 늘려야 한다. 근본적인 문제는 해결되지 못한다. 운동을 통해서 바꿀 수 있다면 바꿔보자. 플라시보 효과라고 있다. 심리적인 효과로서 의사가 효과 없는 가짜 약을 진짜 좋아질 수 있다며 이야기를 하자 환자가 긍정적인 마음과 믿음으로 병세가 호전되는 현상이다. 우리의 생각은 강하다. 좋아질 수 있다고 믿고 그것을 위해서 열심히 운동을 하면 진짜 좋아질 수 있다.

긍정적으로 보는 나의 몸

운동도 똑같다. 어떤 회원은 믿음을 가지고 부상당했던 부위가 재활 운동을 통해서 좋아질 거라는 긍정적인 생각으로 운동에 임한다. 하지만 다른 회원은 맨날 아프고 운동을 해도 또 근육통으로 더 아파서 주사 맞으러 가야 한다고 단기적인 마인드로 보는 회원이 있다.

과연 어떤 회원이 더 빨리 부상에서 회복될 것인가? 당연히 전자다. 내가 수업했던 재활 회원은 처음에는 부정적인 시선으로 왔다가 문제가 해결되어 긍정적인 시선으로 바뀌었다. 그리고 운동에 대한 중요성을 주변 지인들에게 이야기하고 다닌다. 운동을 통해서 몸의 변화를 가진 사람은 운동에 대한 믿음이 있다. 경험을 통해서 그것을 더 긍정적으로 바뀌는 것이다.

운동을 싫어해도 된다. 하지만 억지로라도 움직이고 운동을 하자. 열정을 가지고 조금씩 하다 보면 어느 순간 깨달음을 얻게 되고 급격하게 성장을 하게 된다. 하지만 운동을 아예 안 하게 되면 몸은 빠른 속도로 망가진다. 눈에 보이는 것이 다가 아니다. 좋아 보여도 속은 곪아 터질 수 있다. "어렸을 때는 내면을 키워야 하고 나이 들어서는 외면을 신경 써야 한다"는 말이 있다. 나이가 들면 근력 운동을 통해서 건강을 찾아야 한다. 자신의 몸은 자기가 신경 써야 한다. 남들에게 휩쓸려서 이것저것 먹다 보면 건강 악화가 찾아온다. 그에 따른 문제는 자신이 책임져야 한다.

꿈은 실행력이 있어야 한다

처음 PT 상담을 하면 많은 회원은 이렇게 답한다. "저 1달에 20kg 빼고 싶어요!", "이번에 운동해서 2달에 근육 8kg 늘리고 싶어요." 엄청난 목표치에 놀라곤 한다. 나는 꿈을 크게 가진 사람을 좋아한다. 그래서 최선을 다할 수 있게 독려하면서 한번 해보자고 한다. 하지만 1달, 2달 시간이 지나면 꾸준히 실행하지 않고 포기한다. 실행하지 않는 꿈은 이루어질 수 없다. 막연한 꿈이라도 그것에 대해서 최선을 다해서 노력을 하지 않으면 변화할 수 없다.

'내 온몸이 으스러져도 좋다. 부서지는 한이 있더라도 이번 무게를 들어보겠다.' 하는 그런 간절함이 있는가. 한 번이라도 좋으니 자신의 한계에 최선을 다해서 도전하는 그런 자세로 운동을 해본 적이 있는가. 꿈을 가지면 그 꿈에 맞는 삶을 살아야 한다. 하지만 꿈이 너무 높다면 계획을 정해서 작은 꿈을 여러 가지 만들어서 한 계단씩 올라가면 된다.

건강하게 다이어트를 하는 목표는 이렇다. 한 달에 지방 −2~4kg이다. 근육량은 운동을 너무 안 했던 사람은 급격하게 올라오지만 남성 기준 한 달 동안 열심히 근력 운동을 했을 때 평균 0.5kg이 상승한다. 그리고 어느 정도 상승했을 때에는 성장하는 속도가 훨씬 적다. 운동을 하는 사람 중에서 유독 헬스를 만만하게 보는 사람이 많다. 하지만 그건 좋은 생각이 아니다. 다른 스포츠와 마찬가지로 헬스도 고난도의 운동 수행을 요구한다. 수박 겉핥기식으로 한다고 헬스를 제대로 아는 것처럼 말하면 안 된다. 스쿼트 100kg 중량을 들어본 적이 있는가? 하고 나면 세상 겸손해진다. 고중량을 하는 사람치고 교만한 사람을 본 적이 없다. 정말 힘이 센 사람은 겸손하다.

운동의 질을 높여라

헬스에서 기본이 되는 것은 중량을 어느 정도 올라간 상태에서 시작하는 것이다. 몸이 약해지니 점점 중량을 작게 해서 그런 거지 원래는 중량을 계속 올려야 한다. 최근 3년 동안 수업을 하면서 느낀 것은 회원의 전체적인 체력 수준이 5년, 10년 전보다 약해지고 있다는 사실이다. 사람들이 점점 약해지고 있다. 눈에 보이지 않는 체력이 감소되고 있다. 또한 힘이 약해진다. 정신력과 집중력이 현저히 낮아져서 운동에 집중하는 시간이 예전보다 훨씬 낮아졌다. 8년 전에는 50분 수업을 할 때 핸드폰을 보는 회원이 한 명도 없었지만 지금 수업을 하면 10명 중 3명은 수업 중간에 핸드폰을 본다.

운동에 집중을 못 한다. 그리고 분주하다. 정신이 없다. 옆에서 내가 봐도 혼란스럽다. 그리고 성과는 예전에 비교하면 가장 많이 바란다. 같은 50분이라도 최선을 다해서 진심으로 운동을 하는 사람과 설렁설렁하면서 대충하고 중간에 쉬는 시간에 전화 받으면서 핸드폰을 하는 사람과는 운동의 질이 같을 수 있겠는가? 전혀 다르다. 질적인 부분에서 예전과 지금은 너무 다르다. 모든 회원이 다 그런 것은 아니다. 오해하면 안 된다. 하지만 예전과 지금 대비 차이가 분명히 존재한다. 이건 사실이다.

운동은 말로만 해서는 안 되는 종목이다. 그리고 요행을 바라서도 안 된다. 오직 실행력을 가지고 운동에 나와서 헬스를 해야 한다. 높은 꿈을 가지면 그 꿈에 맞는 행동을 해야 한다. 말과 행동이 다른 사람을 헬스업계 사람들이 가장 싫어한다. 자신이 할 수 있는 목표치를 설정하고 그에 맞는 계획을 수립해서 하나씩 달성할 때 당신은 꿈꾸던 체형을 가진 사람이 될 수 있다. 당신의 꿈을 응원한다.

—

내가 변화해야 가족이 건강해진다

"우리 모두에게는 꿈이 있습니다. 그러나 꿈을 현실로 만들기 위해서는 엄청난 결단력, 헌신, 자기 훈련 및 노력이 필요합니다."

— 제시 오웬스

사랑하면 닮아간다

어린 시절 아이들은 꿈을 가지고 있다. 그 꿈을 향해 한 걸음 나아가기 위해서 노력한다. 물론 그 꿈이 3개월, 6개월 주기로 바뀌기도 하지만 그럼에도 꿈꾸는 직업과 사람을 향한 존경심이 똘똘 뭉쳐 있다. 꿈에 도달하는 사람을 좋아하고 사랑하다 보면 점점 그 사람의 모든 것을 따라 하려고 한다. 심지어 입는 옷과 먹는 것까지 따라 하는 경우가 많다.

스포츠 선수들이 먹는 식단과 운동 루틴은 많은 이로 하여금 도전을 받는다. 그리고 실제로 그렇게 따라 하기도 한다. 웨이트트레이닝에서는 유명한 보디빌딩 선수의 식단과 운동 루틴을 참고해서 해보기도 한다. 실제로 많은 헬스 트레이너가 그렇게 한다. 그리고 점점 자신만의 루틴으로 학습해서 PT 회원을 가르치고 있다. 좋은 스승 밑에 좋은 제자가 있다. 누구에게 배웠는지 몸을 보면 알게 된다. 어떤 보디빌딩 선수는 어깨가 유독 좋다. 또 다른 선수는 하체가 좋다. 이렇게 본인만의 장점을 가지고 있는 선수에게 그 부위를 배우면 그 부위가 명확하게 좋아진다.

나는 어떤 사람을 좋아하는가? 내가 닮아가고 싶은 사람은 누군가? 내가 좋아하고 존경하는 사람의 몸은 어떤가? 한 사람을 닮아가고 싶다면 그 사람의 일거수일투족을 다 알고 따라 해야 한다. 최고의 기량을 가진 사람은 어느 분야에서든지 몸 관리를 잘한다. 이건 명확한 사실이다. 최고가 되고 싶다면 자신의 몸부터 관리를 하자. 내가 존경하는 사람의 몸을 보고 나도 따라 하려고 노력하자. 아무리 바빠도 상위 1% 사람보다 바쁘겠는가. 최선을 다하고 열정을 가지고 몸을 만들어보자 그렇게 노력하면 적어도 위로 올라갈 수 있는 첫 번째 발판은 준비가 되었다. 그 이후에는 준비된 체력과 건강을 바탕으로 본인의 실력을 갈고닦아야 한다.

다이어트는 배려다

60대 중년 남성 회원과 수업을 했다. 하루는 "운동을 왜 열심히 하느냐."는 내 질문에 회원은 답했다.

"늙어서 아내에게 병수발 들게 하고 싶지 않습니다. 고생시키면 안 되죠. 할 수 있을 때까지 대변, 소변은 잘 보고 죽을 겁니다."

아내를 향한 배려의 모습을 보고 감동했다. 나는 아직 2년 차 신혼이지만 나도 다음에 나이 들어서 끝까지 아내에게 건강하고 좋은 모습을 보여줘야겠다고 생각했다.

비만은 질병이다. 비만 E66이라는 상병코드를 가진 질병 중 하나다. 사람들은 비만을 너무 쉽게 보는 경향이 있다. 하지만 현대를 살아가는 시대에서 비만은 성인병을 유발하는 초기 질병 중 하나다. 또한 비만은 전염이 강하다. 남편이 아내에게 먹을 것을 유혹해서 같이 야식을 먹기도 한다. 실제로 많은 PT 회원이 다이어트 중 배우자에게 야식을 먹자고 유혹당했던 사례가 너무나도 많다. 친구들도 똑같다. 내가 사귀는 5명 사람의 체형을 보면 자신의 체형을 알 수 있다는 말이 있다. 내가 자주 만나는 사람들의 몸매는 어떤가? 그 사람들과 같이 먹는 모습에서 자신도 그런 체형으로 바뀔 수 있다.

비만이 오면 나 혼자만 이겨내고 변화하면 좋겠지만 그럴 수 없다. 반드시 주변 사람들에게 먹을 것을 같이 먹고 싶다는 본능이 머릿속을 지배한다. 같이 먹으면 입맛이 더 좋기 때문이다. 그리고 혼자 먹으면 죄책감을 가지지만 같이 먹으면 그런 심리가 상대적으로 줄어든다. 비만은 나뿐만 아니라 자신의 가족과 이웃, 친구들에게도 영향을 미친다.

하인리히 법칙이라고 있다. 1920년대 미국에 있는 한 여행 보험 관리자였던 허버트 W. 하인리히라는 사람이 만든 법칙이다.

하인리히는 7만 5,000건의 산업재해를 분석한 결과 하나의 법칙을 발견했다. 1 : 29 : 300법칙이다. 한 번의 큰 재해가 발생하였다면 그전에 같은 원인으로 29번의 작은 재해가 발생했고, 또 운 좋게 재난은 피했지만 같은 원인으로 부상을 당할 뻔한 사건이 300번 있었을 것이라는 사실이다.

하인리히 법칙은 어떤 상황에서든 문제 되는 현상이나 오류를 초기에 신속히 발견해 대처해야 하는 이론이다. 이 법칙을 다이어트로 적용한다면 이렇다. 내가 고도비만이 되었다면 같은 원인으로 29명의 주변 사람들이 비만이 되었고, 같은 원인으로 살이 찔 수 있을 만한 주변과 이웃의 사람 300명이 있었을 것이다.

운동을 통해서 건강을 회복하고 모든 통증이 사라진 회원은 '열정 회원'으로 바뀐다. 열정 회원 한 사람의 영향력은 엄청나다. 자신이 건강해지니 가족의 건강도 돌보고 친척과 이웃에게도 운동을 권한다. 이렇게 하인리히 법칙을 이용하면 내가 건강한 사람으로 바뀌면 이것을 본 29명의 주변 지인들이 운동을 시작하고, 그와 관련된 300명의 사람들이 도전을 받고 운동을 해보려고 마음을 먹는다. 한 사람의 영향력은 엄청나다. 내가 비만을 전파할 수도 있고 건강을 전파할 수도 있다. 나는 어떤 사람이 되고 싶은가? 그리고 세상에서 어떤 영향력을 주는 사람이 되고 싶은가?

실제로 헬스장에서 수업을 하면서 한 회원을 예쁘게 감량시키고 다른 사람으로 만들어 놓으면 그 사람을 본 동 시간대의 회원들의 운동량이 20% 늘어난다. 그리고 엄청나게 달라졌다고 칭찬하며 도전을 받는다. 나도 변화된 회원을 통해서 열정의 불꽃을 이어받아 열심히 운동을 한 적이 많다. 집에서 운동을 하는 것보다 사람과 만나면서 운동을 하는 것은 엄청난 차이가 있다. 집에서는 조금만 힘들면 안 하게 된다. 하지만 밖에서 사람들이 보고 있으면 의식이 들어서 조금 더 하게 된다.

다이어트는 혼자서 하는 것이 아니다

사람은 절대로 혼자 살 수 없다. 같이 더불어 살아야 한다. 내가 변화되고 건강해지면 가족도 변화되고 건강해질 수 있다. 운동의 에너지는 전파될 수 있다. 혼자서 다이어트하기 힘들다면 전문가를 찾아가서 조언을 듣고 운동을 하자. 다이어트는 혼자 하는 것이 아닌 함께할 때 더 힘이 난다. 식욕을 조절하기 어렵다면 주변 사람들에게 도와달라고 하는 것도 좋다.

먹는 모습을 안 보이게 하는 방법도 있다. 간절한 마음으로 해결을 원하면 방법은 있다. 내가 생각하는 그 이상으로 주변 사람들은 나의 몸이 변화되길 원한다. 도움이 필요하다고 이야기하자. 그리고 당당히 도움을 받고 그 후에 다시 도움을 주자. 내가 받았던 호의는 다시 돌려줄 때 세상은 더 건강하고 아름다워진다. 다이어트를 잘하려면 받기만 해서는 안 된다. 내가 가진 식단과 먹을 것을 주자. 남에게 자꾸 줄 때 자신의 몸은 변하게 된다. 나는 시즌이 돼서 다이어트를 하게 되면 그 기간에 받은 선물과 먹을 것은 남들에게 준다. 먹을 때 먹어야 하고 먹지 말아야 할 때는 안 먹는 것이 다이어트를 성공하는 완벽한 방법이다.

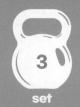

set

눈바디가 달라지는
13가지 건강 포인트

지금 당장, 운동해야 노화를 막는다

> "성숙하다는 것은 다가오는 모든 생생한 위기를 피하지 않고 마주하는 것을 의미한다."
>
> – 프리츠 쿤켈

자연주기에서 배우는 운동 법칙

사람은 태어나면서 죽음을 맞이한다. 인생주기는 〈출생 – 성장 – 결혼 – 육아 – 노후〉라는 과정이다. 자연에도 주기가 있다. 자연 상태에서 생활의 주기가 변화하는 것이 자연주기이다. 자연에는 계절이 있다. 우리나라는 4계절이 있으며 봄, 여름, 가을, 겨울이 있다. 점점 봄, 가을이 짧아져 가지만 그래도 봄과 가을이 오면 많은 사람이 기분 좋게 나들이를 가곤 한다.

운동에도 운동 주기가 있다. 근력 운동을 꾸준히 하는 사람들에게 나타나는 공통된 현상은 '슬럼프'이다. 슬럼프가 오게 되면 매번 같은 운동에 지겨워하면서 힘들어하고 또한 성장이 없어서 운동에 재미와 흥미가 떨어지는 시기이다. 이때 필요한 것은 운동 주기를 바꾸는 것이다.

여름이 가면 겨울이 온다. 많은 사람이 알고 있는 사실이다. 운동하다 보면 열정을 가지고 하면서 성장하다가 정체기를 맞이한다. 이때 어떻게 이것을 극복하는지에 따라서 미래는 변화한다. 운동에도 겨울은 온다. 겨울을 잘 준비하는 사람과 그렇지 못한 사람은 많은 차이가 있다. 운동에도 다양한 프로그램이 존재한다. 어떤 운동 목적을 가지고 트레이닝을 하느냐에 따라서 강도와 운동 루틴이 달라진다.

운동은 평생 함께하는 친한 친구와 같다. 친한 친구는 거의 일주일에 5~6일을 만나면서 대화하거나 같이 놀기도 한다. 운동도 똑같다. 1년 전에 많이 했다고 지금 근육이 유지되는 것이 아니다. 운동을 한 달 정도 하지 않으면 몸 안에서는 인체가 활동하는데 필요 없는 기관을 정리한다. 그때부터 조금씩 근육이 손실되기 시작한다. 근 손실이 서서히 진행하게 된다.

과거에 운동을 많이 한 것은 도움이 될 수 있다. 다시 몸을 끌어올리기 위해서 약간의 시간만 투자하면 된다. 하지만 아예 운동을 안 해본 사람이라면 노후 시대에 운동 부족으로 인한 몸의 통증이 여러 곳에서 나타날 수 있다. 사람의 과거를 보면 미래도 알 수 있다. 여러 사람이 운동을 하러 상담을 온다. 그 사람들 중 모든 사람이 운동을 등록하지는 않는다.

여러 가지 개인적인 사정과 문제가 있겠지만 대부분 사람은 근육이 없어 몸이 아프다.

운동을 등록해도 꾸준히 하지 못한다. 근력 운동에도 난이도와 깊이가 있지만 그런 것을 알 시간도 없이 운동 시간이 종료되고 다시 일상으로 돌아간다. 운동을 할 때 적어도 봄, 여름, 가을, 겨울의 자연주기가 있듯이 적어도 최소 1년은 공부하면서 배워야 한다. 하나뿐인 소중한 자신의 몸을 공부하지 않고 그냥 운동한다는 것은 마치 초가집 아래에 불을 피우는 것과 같다. 처음에는 안전하게 살지만 언젠간 온 집이 불로 뒤덮여서 다 태울 것이다.

유산소 운동과 무산소 운동은 같이 해야 한다

알면서 하는 운동과 모르면서 그냥 하는 운동의 차이는 크다. 같은 시간을 투자해서 운동을 해도 효과가 다르다. 수업하는 회원 중 30%는 이런 웨이트트레이닝의 깊은 세계에 들어가지도 못하고 그냥 깔짝 하며 3~5kg 감량과 조금의 근육증가로 수업이 끝난다. 더 알려주고 싶어도 관심이 없다. 그냥 당장 눈에 보이는 다이어트에 초점이 맞춰져 있다. 학교에서 수업을 받는 학생도 1년 주기로 학년이 바뀌는데 그보다 더 짧은 시간에 변화를 바라는 마음에 안타깝다.

사람의 몸은 자연과 같다. 시간이 필요하다. 급격한 몸의 변화는 후유증이 찾아온다. 과한 다이어트와 근육증가는 몸에 무리가 올 수 있다. 건강이라는 측면에서 운동은 과하지 않게 그리고 부족함 없이 하는 것이 가장 좋다. 유산소 운동, 무산소 운동 어느 한쪽에만 치우치지 말아야 한다. 서로 같이하면서 시너지 효과를 내야 한다.

예전에 가르치던 S 회원이 있었다. S 회원은 평일에 무산소 운동을 하며 근육을 만들었고 주말에는 축구를 통해서 유산소 운동을 병행했다. 식이조절과 함께 운동을 꾸준히 하니깐 3개월에 8kg 감량을 하였다. 나이에 맞는 운동 강도를 설정하는 것이 좋다. 그리고 세상에는 다양한 유산소 운동이 있다. 내가 관심이 있는 운동을 하면 된다. 어떤 회원은 평일에는 근력 운동을 하고 주말에는 등산을 한다. 매주 다른 산을 타며 운동을 한다. 이렇게 자신에게 맞는 스포츠를 하면서 꾸준하게 운동을 해야 한다.

그런 유산소 운동과 함께 근육을 트레이닝 하는 무산소 운동도 꼭 해주어야 한다. 흔히 자세 교정이 필요한 운동이 있다. 그런 운동은 스윙을 하는 운동들이다. 골프, 탁구, 테니스, 야구 같은 종목은 몸을 한쪽으로만 과하게 뒤튼다. 이런 종목을 하는 회원의 몸은 뒤틀려 있다. 몸이 틀어진 이유는 크게 2가지이다. 첫 번째는 많은 시간을 투자하여 한쪽만 운동을 한 것이다. 두 번째는 근육을 사용하고 다시 원상태로 풀어주지 않아서이다. 사용한 한 근육의 반대쪽도 근력 운동을 통해서 강화를 시킨다. 그러면서 사용한 근육은 다시 근육이 원래대로 돌아올 수 있게 스트레칭을 해주어야 한다. 몸을 써서 사용했으면 다시 풀어주어야 한다.

적의 적은 나의 친구다

수축과 이완은 근육에 있어서 필수적인 원칙이다. 과도한 수축으로 인해서 현대인들은 문제를 겪는다. 근육이 수축이 되니 가동 범위가 작아지고 근육을 사용하는데 통증이 생긴다. 이런 통증은 이완을 통해서 해결이 된다. 아픈 부위의 근육은 스트레칭을 통해 원래의 근 길이로 맞춰주면 통증이 감소된다. 만약 그래도 통증이 있다면 최대 수축이 필요하다. 적의 적은 나의 친구라고 한다. 수축이 되어 있는 곳에 더 큰 수축을 해서 풀어주면 몸은 다시 원래대로 돌아온다. 수축과 수축이 만나면 이완이 된다.

이렇게 근력 운동은 모든 사람에게 필수로 해야 하는 운동이다. 사람에게 있는 다양한 근육을 매번 다 써주어야 한다. 그렇게 자극을 계속 주어야 퇴화가 안 된다. 나중에 급박하게 사용하기 위해서 근육에 힘을 줄 때 그 근육이 제 기능을 발휘하지 못한다면 작은 사고가 큰 사고로 이어진다. 한 뉴스 기사로 본 내용이다. A 차량과 B 차량이 교통사고를 당했는데 A 차량의 사람은 3개월 병원 치료할 정도로 큰 부상을 당했지만 B 차량의 사람들은 모두 경미한 부상으로 거의 멀쩡했다고 한다. B 차량에 타고 있던 사람들은 운동하는 유도부 사람들이었다.

다양한 운동 종목과 스포츠를 경험해 보자. 그리고 부상을 당하지 않도록 잡아줄 수 있는 근력 운동을 하자. 인생에서 가장 중요한 것은 아플 때 옆에 있어 주는 근육이다. 근육은 만들 때는 정말 힘들지만 만들고 나서는 정말 기분 좋은 친구와 같다. 근육이 많이 있으면 기초대사량이 올라가서 많이 먹어도 살이 안 찐다. 그리고 몸이 민감해져서 평소보다 위험에 더 잘 반응한다. 운동을 하면 운동 기능 체력이 향상되는데 스피드, 순발력, 평형성, 협응력, 반응시간이 빨라지고 몸이 더 가벼워진다. 60대 여성 회원이 이야기했다.

"선생님과 운동하기 전에는 계단 오를 때 몇 번이고 쉬면서 올라갔는데 이제는 한 번에 올라가요."라며 자랑했다.

눈에 보이지 않는 것이 때로는 가장 중요할 수 있다. 체력과 기쁨, 희망 이런 보이지 않는 것이 인생에 큰 행복으로 다가올 수 있다. 운동을 하자. 그리고 방법을 잘 알고 꾸준히 실천하자. 자연주기에서 보았듯이 운동 루틴도 계절에 맞게 운동을 해보자. 봄과 가을에는 날이 좋으니 중강도로 기분 좋은 정도로 근력 운동을 해보자.

여름에는 더우니 가능하면 짧은 시간을 투자해서 짧고 굵게 운동을 해보자. 근력을 이용해서 최대한 무거운 중량에 도전해 보자. 이때 올라가는 근력이 자신의 무기가 될 수 있다. 또한 여름에는 노출의 계절이다 보니 몸을 더 좋아 보이게 트레이닝을 하는 것도 좋다. 여름에 고중량을 도전하며 건강에 신경을 써 보자.

겨울에는 날이 추워져서 몸이 굳어지고 쉽게 뻣뻣해진다. 그렇기 때문에 기본에 더 신경 써야 한다. 여름에 근력을 신경 썼다면 겨울에는 근지구력 운동으로 부상을 방지하며 건강을 챙겨보자. 20개, 30개, 40개, 50

개 이렇게 많은 개수로 동작을 수행하다 보면 점차 몸에서 열이 발생한다. 그렇게 열이 나면 근육이 정상 작동할 가능성이 높아진다. 겨울에 부상이 많은 이유는 몸이 차가워지기 때문이다. 항상 스트레칭과 가벼운 워밍업을 통해서 몸에 열을 내고 근력 운동을 하는 것이 좋다.

근지구력 운동을 통해서 중량은 살짝 가벼운 덤벨을 선택해서 개수를 높여 보자. 이렇게 트레이닝을 해도 충분한 근력을 얻을 수 있다. 정확한 자세로 1개의 운동을 하는 것이 잘못된 자세로 10개의 운동을 한 것보다 더 좋다. 정확한 운동 자세를 숙지하고 하나를 하더라도 정확하게 하는 것이 좋다. 사람마다 차이는 있지만 근력 운동을 하다 보면 정체기가 온다. 이때 어떻게 돌파하는지는 사람마다 다르다. 상황과 환경을 이용하고 싶다면 자연주기에 맞춰서 운동 루틴을 바꿔보자. 겨울에 운동을 쉬면 안 된다. 몸이 굳어지고 여름에 만들었던 근육이 퇴화되기 때문이다.

겨울에는 근력 운동이 더욱 필요하다

정말 근육이 필요한 시기는 겨울이다. 겨울에는 평소보다 더 많은 근육이 필요하다. 겨울에 평형성 운동과 협응력 운동을 하면 전체적인 밸런스가 좋아진다. 그리고 부상 방지와 체형교정 운동을 통해서 여름 시기에 하지 못했던 소근육을 자극해 주어서 더 멀리 오래 살 수 있는 몸으로 만들어야 한다. 실제로 다이어트도 여름보다 겨울이 더 효과적이다. 이유는 갈색 지방이 겨울에 더 잘 타기 때문이다. 컴퓨터의 성능을 업그레이드하듯이 사람은 겨울철 근력 운동을 통해 전체 성능을 향상시킬 수 있다. 추운 계절에 오히려 더 움직이고 운동을 하면 더 상쾌해지고 기분이 좋아진다.

실제로 나는 아내와 함께 겨울에 러닝을 종종 한다. 여름 장마철에 비가와도 비를 맞으며 러닝을 한다. 나가기 전에는 오히려 몸이 찌뿌둥하고 무거웠지만 나가서 뛰고 땀을 쫙 흘리고 샤워를 하고 나오면 그렇게 기분 좋고 상쾌할 수가 없다. 실외 러닝만 해도 이렇게 좋은데 근력 운동은 실내에서 하는 운동이다. 못하는 게 아니고 안 하는 거다. 운동은 시간이 나서 하는 것이 아닌 시간을 만들어서 하는 것이다. 시간이 남아도는 백수도 운동할 시간이 없다고 한다. 그 정도로 사람은 운동하기를 싫어한다. 어떻게 하면 운동 안 하고 다이어트를 할 수 있는지 연구하고 다이어트 약이나 움직이지 않고 버튼만 누르면 되는 효과 좋은 운동기기를 검색한다.

쉽고 빠르고 효과적인 방법은 없다. 다이어트는 정석대로 해야 건강해진다. 사람의 인생은 100살 나아가서 140살까지인데 70~80세까지 살 것처럼 먹고 마시면 안 된다. 멀리 보고 미리 준비하자. 한때 파이어 운동이 유행했다. 파이어 운동은 경제적 독립과 조기 은퇴를 추구하는 삶의 방식으로 주로 밀레니얼 세대에서 유행하기 시작했다. 미리 준비하는 것은 좋다. 하지만 건강을 잃으면서 돈을 벌면 나중에 번 돈을 병원비에 다 사용할 수 있다.

삶의 밸런스를 잘 잡고 일과 운동을 잘해야 한다. 나중에 나이 들어서 운동하면 수행 능력이 너무 떨어져서 운동을 잘하지 못한다. 50세에 처음 운동을 시작한 회원은 아쉽게도 운동 한계치가 명확하게 존재한다. 이런 회원에게 스쿼트 100kg를 하라고 하면 할 수 있겠는가? 할 수 있는 것과 없는 것이 있다. 태어난 지 2~3살 된 아이에게 조기교육으로 다른 언어를 알려주면 습득이 빠르다고 한다. 운동도 비슷하다. 어릴 때부터 운동을 접한 아이와 나이 들어서 운동을 시작한 아이의 운동 습득 능력은 하늘과 땅 차이다. 근력 운동은 최소 고등학생부터 해도 된다. 하지만 너무 무리하지 말고 조금씩 근지구력 운동 위주로 하고 성인이 된 후에 성장이 끝나고 폭발적으로 근력 운동을 하게 되면 근 성장이 빠르고 강하게 성장한다.

운동에 늦은 날은 없다

운동이 늦었다고 생각해도 상관없다. 오늘 시작하는 것이 가장 빠른 날이다. 더 나이 들어서 운동을 못하는 것보다 지금 운동해서 조금씩 몸이 더 건강해지는 것이 좋다. 나이가 들면 유연성이 점점 부족해지면서 근력도 약화된다. 그래서 나이가 많은 회원을 수업하면 해야 할 준비가 너무 많다. 그래서 진도가 쉽게 나가지 못한다. 꾸준히 노력하면서 근육의 수축 이완의 원리를 알고 공부하면서 운동하면 자신의 나이보다 더 젊은 몸을 만들 수 있다. 목표를 멀리 잡고 미래를 바라보며 오늘을 충실하게 살아보자. 지금까지의 과거는 잊어버리고 오늘 하루를 바라보자.

그렇게 운동을 하면 조금씩 변화된 몸을 볼 수 있다.

다이어트는 쉬워도 운동은 어렵다

> "나는 내 인생에서 계속해서 실패했습니다. 이것이 제가 성공한 이유
> 입니다."
>
> — 마이클 조던

"실패가 있기에 성공이 있다"

통산 파이널 MVP 역대 1위와 통산 득점왕 역대 1위인 마이클 조던의
말이다. 이 밖에도 수많은 기록이 있다. 농구라는 스포츠의 정점에 선 그
가 계속해서 실패를 말하는 것이 나에겐 큰 충격으로 다가왔다. 그리고
그것이 성공한 이유라고 말한 것도 놀랐다. 하지만 어렴풋이 알 것 같다.
운동을 하면 할수록 수많은 벽이 존재한다. 그런 벽을 연습과 노력으로
조금씩 깨고 나중에 그 벽을 허물고 넘어선다. 그렇게 점점 높이 올라가
면 몸과 마음이 성장해 있다.

다이어트는 쉽다. 먹는 양을 조절하고 활동량을 늘리면 된다. 호르몬이 불균형한 사람을 제외하고 거의 모든 사람은 이 방법으로 다이어트가 가능하다. 하지만 운동을 통한 성장은 어렵다. 물론 웨이트트레이닝을 쉽게 생각하고 시작하는 사람이 있다. 그런 사람은 한계가 존재한다. 더 깊은 세계는 알 수 없다. 근력 운동에서 쉽게 이야기하면 수축과 단축을 통한 근육에 스트레스를 가하는 행위다. 농구도 쉽게 표현하면 상대 진영 골대에 공을 많이 넣는 것이다.

하지만 운동을 아는 사람은 이렇게 단순하게 생각하지 않는다. 웨이트트레이닝의 기초 원리 4가지 설명이다. 기본적으로 초급자들이 이해해야 하는 이론이다.

웨이트트레이닝 기초 원리 4가지

첫 번째로 '점진적 과부하 트레이닝의 원리'(Progressive Overload Training Principle)이다.

근육의 크기와 근력, 근지구력 등을 증가시키기 위해서 현재 강도보다 점차적으로 더 높게 근육을 활동시켜야 한다는 원리다. 과거에 했던 운동량과 강도보다 조금씩 더 올라가야 하는 방법이자 웨이트트레이닝을 잘하기 위해서 가장 기본이 되는 원칙이다.

근력을 증가시키기 위해서는 중량을 계속 올려야 하며, 근 매스(근육량)를 키우기 위해서는 중량과 더불어 세트 수도 늘려야 한다. 근력 운동에서 중요한 것은 운동 시간과 운동 강도이다. 운동 시간을 컨트롤하게 되면 근지구력을 트레이닝 할 수 있다. 근지구력은 세트 사이 휴식시간을 줄이거나 반복 수를 늘려야 향상된다. 항상 같은 무게와 시간만 하게된다면 성장은 없다. 기본적으로 웨이트트레이닝은 점진적 과부하 트레이닝 원리에 따라서 운동을 해야 한다.

발전이 없다면 성장도 없다. 발전을 잘하기 위해서는 조금 더 꾸준하게 노력하고 나아가야 한다. 무게를 더 많이 들기 위해서는 준비해야 하는 것이 하나씩 늘어난다. 가벼운 무게로 운동하는 것은 별로 힘이 들지 않는다. 하지만 무거운 중량을 가지고 운동을 하려면 몸에 무리가 가지 않도록 하기 위한 워밍업과 스트레칭 그리고 이론지식과 노하우, 올바른 자세를 숙지하고 운동에 들어가야 한다. 부상은 몸에 큰 문제로 다가온다. 절대로 부상을 당하지 않도록 신경을 써야 한다.

두 번째로 '고립 트레이닝의 원리'(Isolation Training Principle)이다.

우리가 사용하는 근육은 2가지 근육을 함께 사용하는 협응근과 1가지 근육만 사용하는 고립근으로 나뉜다. 협응근은 주로 사용하는 근육에 함께 개입이 되는 근육이다. 가슴운동을 하기 위해서 벤치프레스를 할 때 협응근으로 전면 삼각근, 삼두근이 개입된다. 같이 사용되기 때문에 운동이 된다. 고립근은 이두근을 운동하기 위해서 바벨 컬을 할 때 딱 이두

근만 사용하는 것이다. 한 부위를 타깃으로 하는 운동이다.

웨이트트레이닝에서 중요하게 생각하는 트레이닝으로 근육에 모양을 내거나 독립적으로 만들고 싶다면 고립 운동을 통해서 운동을 하면 된다. 보디빌더 선수들은 이런 고립 트레이닝의 원리를 잘 이해하고 그에 따른 모든 근육의 고립 동작을 알고 있다. 나 또한 대회를 준비하고 운동을 할 때 이런 고립 트레이닝을 많이 사용했다. 보이는 것이 중요한 대회에서 가장 필요한 것이 고립 트레이닝이다.

너무 과하게 하게 되면 문제가 될 수 있다. 특히 밸런스를 고려 안 하고 상체만 집중해서 운동을 하면 보기에도 좋지 않기에 보는 이로 하여금 안타까움을 자아낸다. 고립 운동을 중점적으로 하되 신체 밸런스에 맞게 골고루 운동을 해야 한다. 남성은 비교적 취약한 하체 운동을 많이 해야 하고 여성은 상체운동을 많이 해야 한다. 좋아하는 부위만 너무 과하게 운동하면 몸에 불균형이 올 수 있다. 식단도 운동도 너무 과하면 문제가 될 수 있다.

고립 트레이닝은 재활 운동에서도 많이 사용된다. 재활이 필요한 회원 대부분은 특정 근육의 약화로 문제가 발생된다. 약화된 부위를 찾는 것이 트레이너의 역할이다. 전체적인 밸런스 운동을 통해서 원인을 분석하고 문제가 되는 근육을 찾았으면 그 부위를 트레이닝을 통해서 근력을 강화 시킨다. 이때 필요한 것이 '고립 트레이닝'이다. 하지만 너무 과한 운동은 오히려 독이 될 수 있다. 재활 운동에서 가장 중요한 것은 회원에게 맞는 적당한 강도이다.

그래서 재활 운동은 원칙이 없다. 사람마다 원칙이 다르기 때문이다. 너무 과하다고 판단하면 바로 운동 강도를 줄여야 한다. 회원과의 의사소통이 가장 중요하다. 운동을 많이 해본 회원이 부상을 당해서 재활 운동에 오면 회복이 빠르다. 근육통과 아픈 통증을 구별하기 때문이다. 하지만 운동을 안 한 회원이 재활 운동을 하게 되면 근육통인지 아픈 통증인지 구분이 안 돼서 판단하기가 어렵다. 근육통은 근육 부위에 생기는 통증이며 주로 근력 운동을 하고 난 다음에 통증이 온다. 하지만 이런 통증은 다시 좋아지기 위한 하나의 발판이다. 근육통은 더 큰 근육으로 환원된다.

고통 없는 성장은 없다. 재활 운동을 잘하기 위해서는 몸을 예민하게 느껴야 한다. 아픈 통증과 근육통을 잘 구별하고 꾸준한 스트레칭과 마사지 운동으로 몸을 바꿔야 한다. 절대로 한 번에 변화하지 못한다. 나는 재활이 필요한 회원에게 최소한 6개월은 필요하다고 말한다. 사람의 몸은 그렇게 쉽게 변하지 못한다. 설령 3개월에 통증이 많이 호전되었다고 하지만 그건 일시적인 현상일 가능성이 크다. 한 회원은 조금 좋아졌다고 판단해서 다시 과하게 사용하다가 추가로 부상을 당해서 상담에 온 적도 있다. 적어도 충분히 회복되고 난 후에 몸을 사용해야 한다.

세 번째로 '세트 시스템 트레이닝의 원리'(Set System Training Principle)이다.

예전에 트레이닝은 한 세트만 훈련하는 원칙으로 초기 웨이더 시스템이라 했다. 하지만 현대에 들어서 근육 무리를 완전히 지치게 하는 것으로 세트 시스템으로 변형해서 운동을 한다. 최소 3~4세트를 하지만 전문가나 운동선수들은 8~15세트 이상도 하곤 한다. 운동에 집중도를 더 높여주고 원하는 부위에 대한 자극을 세밀하게 컨트롤할 수 있는 점에서 세트 시스템 트레이닝은 웨이트트레이닝에서 필수이다.

세트 운동은 다양하게 할 수 있는데 몇 가지 운동을 같이 섞어서 세트로 만드느냐에 따라서 운동법도 달라진다. 초보자일수록 한 부위에 집중해서 운동하는 것이 필요하다. 너무 많은 동작을 하게 되면 집중도가 떨어져서 부상을 당할 확률이 높아진다. 그리고 한 부위 운동을 두 가지로 묶어서 세트를 만들면 더 큰 운동 효과가 나온다. 운동 목적과 목표에 따른 트레이닝의 방법은 다르게 해야 한다.

나는 지도하는 회원에게 운동 동작 세트로 2~3가지 동작을 한 세트로 만들어서 수업을 한다. 운동에 이해도가 높고 조금 더 잘하는 회원에게는 4~5가지도 하지만 그 이상은 집중력이 떨어져서 오히려 운동 효과가 반감된다. 차라리 3가지 동작을 빨리 끝내고 나서 다음 세트를 시작하는 것이 좋다. 어떤 회원은 2가지 동작을 알려주어도 다 기억을 못 해서 계속 다음에는 뭐 해야 하느냐고 이야기하는 회원도 있다. 운동을 지도할 때 회원에게 맞는 동작과 익숙한 동작을 꾸준하게 시키는 것이 필요하다.

매번 새로운 동작으로만 수업을 진행하면 익숙하지 않아 자신이 너무 못한다고 생각한다. 그래서 나는 수업 루틴을 준비할 때 해보았던 동작 70%, 새로운 동작 30% 비율에 맞게 지도한다. 운동을 오래 했던 회원이라면 다양한 동작을 해보았기에 새로운 동작의 비중이 줄어들지만 세트와 방법을 변형해서 수업을 하면 새롭게 느껴진다고 말한다. 운동에 있어서 정답은 없다. 하지만 효과적인 방법은 있다. 각 사람의 목표와 잘하는 것에 맞춰서 운동을 구성하면 훨씬 쉽고 재미있게 운동을 할 수 있을 것이다.

네 번째로 '근육 혼돈 트레이닝의 원리'(Muscle Confusion Training Principle)이다.

항상 같은 중량을 계속해서 들게 되면 들었던 무게에 적응하게 된다. 중량에 변화를 주지 않는다면 근육의 성장을 더디게 한다. 다양하게 근육이 특정 자극에 익숙해지지 않게 하여서 근육의 성장을 촉진할 수 있는 원리이다. 근육의 성장과 변화를 유지하기 위해서 근육에 끊임없이 혼동을 주어야 한다.

근육 혼돈 트레이닝을 잘하려면 운동 종류, 반복 횟수, 세트 수, 리프팅 각도, 자세 등에 여러 가지 변화를 줘야 한다. 초보자일수록 운동 종류를 잘 몰라서 같은 것을 계속 반복하게 된다. 이러면 근육은 초반에 성장하다가 나중에서는 성장이 멈춘다. 물론 선택과 집중으로 한 동작만 죽어라 파는 경우도 있지만 대부분 근육의 변화를 이끌어내려면 운동의 다양성을 확보해야 한다. 운동의 종류를 많이 알수록 변화는 빠르다.

PT를 받는 회원의 대다수는 운동 종류를 배우기 위해서 수업을 받는다. 다양한 목적이 있겠지만 자신의 운동 동작이 맞는지 틀렸는지 확인하는 검증의 시간도 갖는다. 담당 트레이너가 운동의 종류를 다양하게 섞어서 수업을 하면서 반복 횟수를 조절하며 세트 수를 잘 가져갈 때 몸의 변화는 생길 것이다.

워밍업과 스트레칭을 제외하고 운동 순서와 횟수, 시간을 조절하면 맞춤 운동이 될 수 있다. 하체가 약한 회원에게 먼저 체력이 있을 때 하체부터 운동을 하는 경우와 팔 근육을 키우고 싶은 회원에게 한 시간 동안 팔 근육 운동만 시키는 경우가 이런 경우다. 원하는 목표를 트레이너에게 이야기했으면 회원은 적어도 그에 맞는 노력과 열정을 보여야 한다. 처음 상담했을 때만 눈빛이 초롱초롱하고 수업을 하면 할수록 점점 눈에 빛을 잃고 생기가 없다면 수업하는 트레이너도 맥이 빠진다.

트레이너가 대신 운동해 줄 수는 없어요

PT는 헬스 트레이너만 열심히 한다고 해서 되는 것이 아니다. 회원의 노력이 80% 이상 중요하다. 영혼을 바꿔서 트레이너가 대신 회원 몸에 들어가 살을 빼줄 순 없다. 본인이 직접 운동하고 식단으로 잘 먹으면서 노력해야 한다. 행동은 하지 않고 말만 한다면 몸은 변화가 없을 것이다. 헬스에서 제일 중요한 것은 말보다 행동이다. 말로 떠드는 시간에 덤벨 들고 운동 하나라도 하는 것이 좋다. 내가 회원에게 하는 말이 있다.

"회원님 PT 받는다고 다 엄청나게 좋아지는 게 아니에요. 얼마나 본인이 노력하고 배운 것을 흡수하느냐에 따라서 사람마다 격차는 달라집니다."

수업을 하면서 여러 회원을 보다 보면 한 가지 보이는 것이 있다. 오늘의 운동과 식단으로 얼마나 변화할 수 있을지 조금의 미래가 보인다. 변화가 많은 회원에게는 공통점이 있다. 끊임없는 도전과 포기하지 않는 열정이다. 그런 회원은 중량도 처음에는 1kg 덤벨로 가볍게 시작하다가 나중에는 15kg 이상도 번쩍 들면서 운동한다.

운동에서도 집중력은 필수다. 특히 웨이트트레이닝에서 방심하면 큰 부상으로 이어질 수 있다. 부상을 당하는 경우가 크게 두 가지이다. 중량을 들 때와 내려놓을 때다. 몸에 긴장을 안 하고 그냥 들거나 다 끝나고 내려놓을 때 방심하기 때문에 부상을 당한다. 끝까지 방심을 안 하며 운동해야 한다. 헬스장에서 근무할 때 보디빌딩 대회에 전 종목 1등 그랑프리를 했던 선수가 있었다. 그 선수는 몸이 엄청나게 컸는데 운동을 할 때 무거운 중량을 하는데도 소리가 안 났다. 오히려 옆에서 배가 나온 아저씨 회원이 쾅쾅거리면서 덤벨을 내려놓았다.

진정한 고수는 덤벨과 바벨을 내려놓는 것까지 운동으로 생각한다. 오히려 큰 소리가 날 정도로 덤벨을 내려놓는 것은 그 무게를 온전히 컨트롤할 수 있는 능력이 없기 때문에 차라리 중량을 낮춰서 하는 것이 좋다. 모든 힘을 세밀하게 컨트롤하자. 중량을 들면서 운동을 하면 근육의 성장이 매우 커진다. 올바른 자세로 운동하면서 자신만의 속도로 중량을 컨트롤해 보자. 그렇게 완벽하게 컨트롤한 운동에서 큰 효과를 볼 것이다.

근력 운동에 필요한 작은 점

근력 운동은 하나의 길이다. 같은 동작을 꾸준하게 반복해야 하는데 같은 길로만 가야 한다. 자꾸 같은 동작이지만 미세하게 다른 길로 가면 자극점이 약하게 온다. 하나의 작은 점이라고 생각하고 그 점을 향해서 꾸준하게 반복하면 근육은 크고 강해진다. 근력 운동에 필요한 것은 올바른 동작과 꾸준한 속도 그리고 방향이다. 올바른 동작을 수행해야 하며 속도는 일정하게 해야 한다. 갑자기 빨라졌다가 느려졌다가 하면 근육이 놀랄 수 있다. 마지막으로 자신이 정한 방향대로 끝까지 가야 한다. 내려놓는 것은 자신이 정한 목표에 다 끝났을 때 만이다. 그전에는 내려놓으면 안 된다.

> "인생의 세 가지 – 건강, 사명, 사랑하는 사람. 그게 다야."
>
> – 해군 라비 칸트

인생을 사는데 건강만큼 중요한 것은 없다. 지금 이 세상은 건강을 소비하면서 돈을 벌고 있다. 야근과 회식 그리고 오랜 좌식 생활로 인한 운동 부족, 다양한 고민과 문제가 있다. 하지만 운동을 안 하고 계속 살아간다면 반드시 몸에 신호가 와서 문제가 터질 수 있다. 특히 사랑하는 사람이 아파서 누워 있다면 그만큼 마음 아픈 일이 없다. 자신의 건강과 가족의 건강을 챙겨보자.

자신만 운동해서 건강해지는 것보다 가족의 건강까지 신경 써보자. 그러기 위해서는 먼저 자신이 변화해야 한다. 운동을 통해서 변화를 만들어보자. 그러면 당신의 가족도 관심이 생겨서 운동의 바람이 불 것이다. 운동을 안 해서 문제가 되는 것은 많이 보았어도 운동을 해서 문제가 생기는 경우는 못 봤다. 질병이나 통증이 오기 전에 미리 예방하는 것이 건강에서 가장 중요하다. 하지만 현대인들은 문제가 터지면 그제야 수습하듯이 운동을 시작한다. 그렇게 하면 늦다. 미리 조금씩 운동하면서 준비해야 한다. 특히 나이가 한 살씩 더 들수록 근력 운동에 신경 써야 한다. 꾸준히 운동을 해서 쉬운 다이어트와 쉬운 운동이 되길 희망한다.

최고의 수면제 '운동'

> "단순하게 살아라. 현대인은 쓸데없는 절차와 일 때문에 얼마나 복잡한 삶을 살아가는가?"
>
> – 이드리스 샤흐

근육 성장의 지름길 '숙면'

현대인들은 바쁘다. 그렇기에 잠을 자기 직전에도 일을 한다. 각자의 생활 패턴과 삶이 다르지만 모든 인간은 잠을 잔다. 잠을 잘 자는 사람도 있지만 그렇지 않은 사람도 많다.

"잠이 잘 안 와요."

"너무 피곤한데 잠을 잘 수가 없어요."

피곤한 것도 정신이 피곤한 것과 몸이 피곤한 것으로 나뉜다. 정신이 피곤하면 잠이 잘 안 올 수 있다. 하지만 몸이 피곤하면 잠이 잘 온다.

이번에는 잠을 잘 자기 위한 방법을 설명하겠다. 인간에게 잠은 정말 중요한 행동이다. 잠을 잘 자면 몸의 피로를 효과적으로 제거할 수 있다. 또한 잠은 웨이트트레이닝에서도 무척 중요하다. 근육의 성장과 회복은 수면과 관계가 깊다.

우리 몸에는 약 60조 개에 달하는 세포가 있다. 또한 200여 개의 뼈도 있으며, 그 뼈 위에 근육이 있는데 근육은 인체의 36~40%를 차지하고 있다. 혈액, 신경, 근육 섬유 다발 등의 조직이 모인 기관으로 뼈에 붙어 골격의 움직임을 만들어 내는 근육을 골격근이라고 한다. 이런 골격근만도 300종 650근이 있다. 이처럼 사람의 몸에는 많은 근육이 존재한다.

많은 근육을 운동으로 지치게 만든다면 쉽게 잠에 들 수 있다. 강도 있게 운동을 하고 나서 침대에 누우면 언제 잠이 들었는지 모를 정도로 바로 잠이 들고 눈을 감았다가 다시 뜰 때는 알람 소리가 울린다. 근력 운동과 유산소 운동을 적절하게 할 때 근육은 지친다. 그리고 근육이 회복을 잘하기 위해서 우리 몸은 빠른 잠자리에 든다.

최고의 수면제는 운동이다. 육체적 활동은 수면과 관계가 있다. 오랜 기간 청소를 안 했던 집을 많은 시간을 투자해서 대청소를 한다. 바닥을 쓸고 닦고 위에 있는 물건들을 모두 깨끗이 청소한다. 한 2시간만 제대로 청소해도 온몸이 지치고 힘들다. 손 하나 까딱할 힘이 없다. 그렇게 청소가 끝난 후에 차 한 잔 마시고 소파에 잠깐 쉬고 있는데 눈이 감겨 잠깐 감았는데 눈 떠보니 15분 뒤이다. 잠깐 낮잠을 잔 것이다. 이렇게 몸을 사용하면 쉽게 잠을 잘 수 있다.

불면증 있는 회원의 피드백

잠이 안 온다면 하루 동안 몸을 사용하지 않았을 가능성이 크다. 정신이 힘들면 몸도 힘들다. 하지만 힘들다는 생각이지 막상 운동을 하다 보면 강도 있는 운동이 가능하다. 야근을 하고 저녁 운동을 온 회원들의 대부분은 몸과 마음이 지쳐서 온다. 강도를 처음에는 스트레칭 위주로 가볍게 하면서 점차 강도를 올리면 조금씩 몸이 살아나서 운동을 잘하게 된다. 운동 시작 30분이 지나면 혈액순환이 잘 돼서 얼굴이 밝아진다. 그리고 컨디션이 무척 좋아지고 집에 갈 때쯤에는 완전히 회복되어서 간다.

정신력이 약하면 몸도 약해진다. 그리고 몸도 약하면 정신력도 약해진다. 몸과 마음은 연결되어 있다. 아무리 힘들어도 운동을 하면 힘이 난다. 생각의 차이이다. 어떤 생각으로 운동을 하고 관리를 하느냐에 따라서 결과는 바뀐다. 긍정적으로 할 수 있다고 생각하며 운동을 해보자. 온몸이 지치고 힘든 상황에서 집에 들어가 잠을 잘 때 잠이 안 온다면 그 즉시 이불을 박차고 일어나서 운동을 해보자. 시간이 아무리 없어도 잠자기 전 5~10분은 자신이 컨트롤할 수 있다.

수업을 하면 불면증이 있는 회원을 여럿 보곤 한다. 다양한 직업과 일을 하지만 공통점이 있다. 활동이 없는 일을 하거나 운동을 강도 있게 하지 않는 회원이다. 하루에 사용해야 할 근육과 활동량이 있다. 그런 움직임이 없이 잠을 자면 잠이 안 온다. 머리는 피곤하지만 머리는 잠을 자면서도 꿈을 꾸거나 활동을 한다. 온전히 머리가 쉬는 시간은 강도 있는 운동을 할 때이다. 강도 있는 운동을 하면 잡생각이 사라져서 머리가 쉬고 회복이 된다.

그렇게 불면증이 있는 회원에게 강도 있는 근력 운동을 시키면 조금씩 좋은 후기를 듣는다.

"선생님 덕분에 잠을 더 깊게 잘 자요."

"PT 받는 날은 불면증이 없어요."

적당한 운동보다는 강도 있는 운동이 불면증에 더 좋다. 전신의 근육을 다 사용하면서 운동할 때 에너지를 방출하면 집에 가서 씻고 누우면 바로 잠에 빠진다. 잠이 안 온다면 그 즉시 운동을 해보자.

숙면하는 3가지 방법

숙면을 잘하기 위해서는 깊은 잠을 자야 한다. 혹시 여러 가지 생각으로 잠을 못 이루면 이 3가지 방법을 해보길 권한다. 바로 책 읽기, 호흡, 스트레칭이다.

첫 번째는 책 읽기다.

여러 가지 책을 읽어도 되지만 정말 잠이 안 온다면 스토리가 있는 책을 권한다. 답답한 현실에서 빠르게 안정을 찾고 마음을 평온하게 해야 잠을 잘 잘 수가 있다. 이때 스토리가 있는 책을 읽으면 지금 자신이 처한 상황에서 벗어나 책에 있는 주인공의 세계로 들어갈 수 있다.

책을 읽고 눈을 감으며 책 속의 주인공이 있었던 일들을 상상하면서 다시 떠올린다. 그런 식으로 스토리를 보며 '나라면 어떻게 할까?' 생각하면 조금씩 잠이 들게 된다. 어려운 책을 읽어서 바로 잠을 자는 방법도 있다. 꼭 읽어야 하는 책을 자기 전에 조금씩 읽다 보면 많은 책을 읽게 된다. 꾸준하게 매일 루틴대로 읽다 보면 다독하는 사람이 될 수 있다. 그렇게 책 읽는 시간을 아끼고 자기 전에 언제 책을 그만 읽어야 할지 감도 오게 되면서 효과적인 숙면을 취할 수 있다. 나는 잠이 안 오면 책을 읽는데 자기 전에 읽는 책은 짧지만 오래 기억된다.

두 번째는 호흡이다.

숙면에 도움이 되는 호흡으로 잠을 자면 된다. 일상생활을 하면 몸에 긴장이 많다. 그런 긴장감을 가지고 침대에 누우면 당연히 잠을 잘 수가 없다. 근육의 긴장을 이완시키면서 몸을 풀어주기 위해서 호흡을 하면 된다. 우선 4초간 숨을 깊이 들이마신다. 그리고 숨을 2초 정도 참고 그다음 5초 정도로 숨을 내쉰다. 이렇게 깊은 호흡을 5번 하면 전신에 산소가 공급이 원활해진다. 깊은 호흡은 전신 근육을 이완시키면서 몸을 편안하게 해준다.

호흡을 통해서 몸 안의 산소가 몇 번 돌면 스르륵 잠에 들 수 있다. 만

약 호흡을 깊게 하지 못한다면 먼저 내쉬는 연습을 하면 된다. 몸 안에 있는 산소를 모두 내보낸다는 생각으로 천천히 내쉬면 산소가 부족해서 더 깊게 숨을 들이마실 수 있다. 잠을 잘 자기 위해서는 얕은 호흡 10번보다 깊은 호흡 1번이 더 좋다. 숨을 크게 들이쉴 때 '손가락 발가락까지 산소가 들어가겠다.' 생각하면서 최선을 다해서 숨을 쉬어야 한다. 조금 더 깊게 호흡을 할수록 효과는 좋다. 가슴을 열어서 손을 벌리고 최대한 숨을 잘 쉬도록 자세를 바꿔보자.

세 번째는 스트레칭이다.

위에 모든 것을 다해도 안 된다면 자리에서 일어나서 스트레칭부터 간단하게 운동을 하자. 자기 전에는 근육이 풀려 있기 때문에 고강도 운동은 불필요하다. 오히려 부상을 당할 수 있기 때문에 저강도 운동이 좋다. 수축되어 있는 근육을 스트레칭으로 풀어주면 된다. 작은 근육보다 큰 근육 스트레칭으로 다양한 관절을 사용해서 가벼운 운동을 하자.

호흡이 중요한데 운동을 할 때 조금 심장이 뛸 수 있게 운동 강도를 설정하고 시간은 5~10분 정도로 설정해서 그 시간이 끝나면 바로 취침을 해서 잠을 잘 수 있게 도전하자. 취침 운동은 잠을 잘 자기 위한 운동이지 근육을 비대하게 성장하는 운동이 아니다. 운동을 통해서 깊은 호흡을 하며 운동에만 집중하고 잡생각을 멀리 보내자. 그리고 시간이 다 되면 누워서 정리운동을 하며 잘 준비를 하자. 그렇게 하면 바로 잠이 들어 다음날이 된다.

> "휴식은 시간 낭비가 아닌 회복이며, 회복의 힘은 우리의 상상을 초월
> 한다."
>
> —데일 카네기

인간에게 중요한 것은 '잠자는 것'과 '휴식'이다. 몸을 사용하면 다시 회복을 해야 한다. 기계도 사용하면 주기적으로 기름칠해주고 풀어진 나사를 조이면서 관리를 한다. 사람도 비슷하다. 오히려 더 중요하다. 과하게 운동하고 무리해서 일을 하다 보면 휴식을 원활하게 취하기 어렵다. 그리고 잠도 잘못 자고 피로가 누적이 되어 몸에 무리가 된다.

건강한 삶을 위한 일보 후퇴 이보 전진

잠을 잘 자는 것과 휴식을 잘 취하는 것은 삶을 살아가는데 정말 중요한 행동이다. 조금 느리게 간다고 생각하지 말자. 휴식은 시간 낭비가 아니다. 오히려 더 큰 능률을 올려주는 회복의 시간이다. 근력 운동을 잘하는 사람은 잘 쉬는 사람이다. 그 쉬는 시간을 정확히 해서 운동을 하면 능률이 많이 올라가서 더 무거운 운동도 잘할 수 있다. 웨이트트레이닝을 해본 사람은 안다. 근력 운동 중 쉬는 시간이 너무 길어지면 근육의

긴장이 풀어져서 오히려 근력 운동을 더 지속하기가 어렵다.

운동에도 타이밍이 중요하다. 삶에서도 마찬가지다. 잠을 잘 자고 휴식을 잘 취하는 타이밍을 잘 정하면 더 많은 일을 할 수 있다. '일보 후퇴 이보 전진'이라는 격언이 있다. 한 걸음 후퇴하고 두 걸음 전진한다는 뜻이다. 더 멀리 나아가기 위해서는 빠르게 앞으로 나가기보다 한 걸음 물러서서 상황을 보고 나서 준비가 되면 그때 두 걸음, 세 걸음 앞서서 나아가면 된다.

휴식을 잘 취하면서 몸의 회복을 높여보자. 나에게 가장 효과적인 휴식을 찾고 알아보자. 모든 사람은 나와 다르다. 나만의 방법이 존재한다. 그 방법에 맞게 잠을 잘 자고 휴식을 취하면 더 멀리 높은 곳으로 나아갈 수 있다. 눈은 먼 곳을 바라보며 지금 한걸음 뒤로 가는 자세로 준비하자. 더 많은 것을 얻을 수 있을 것이다. 준비가 되면 앞으로 가는 속도는 남들보다 훨씬 빠를 것이다.

3주 전의 내가 지금의 나를 만든다

> "가장 큰 어리석음은 다른 종류의 행복을 위해 건강을 희생하는 것입니다."
>
> — 아서 쇼펜하우어

어렵게 만든 몸이 오래간다

사람의 몸을 보면 과거가 보인다. 과체중이나 비만 회원을 볼 때 과거에 어떻게 먹었는지 어떤 생활 습관이 있는지 대략 유추가 가능하다. 정제탄수화물을 먹으면 일시적으로 행복감이 온다. 하지만 그 행복감은 오래 가지 않는다. 그래서 다시 행복을 느끼기 위해서 끊임없이 먹는다. 사람이 스트레스를 받으면 먹거나 활동하면서 받은 스트레스를 해결하기 위해서 노력한다.

하지만 스트레스를 해결하지 못하면 마음에 큰 병이 들어서 나중에는 생명에 지장이 생긴다. 모든 사람은 스트레스를 받는다. 그리고 그런 스트레스를 풀기 위해서 노력하며 살아간다. 스트레스를 받는 것보다 더욱 중요한 것은 스트레스를 올바로 푸는 행위다. 먹는 것으로 스트레스를 풀고 행복을 느끼는 것은 한계가 있다. 이런 한계를 정확히 알고 해결하는 노력이 필요하다. 너무 과하게 나쁜 음식을 먹으면 몸에서 문제로 인식해서 소모되지 않는 칼로리를 지방으로 만든다. 과한 지방은 건강을 희생한다.

3주 전에 내가 먹었던 음식이 지금 현재를 반영한다. 운동도 똑같다. 한 달 뒤에 중요한 일정이 있다면 적어도 오늘 최선을 다해서 운동해야 한다. 변화는 그 즉시 이루어지지 않는다. 많은 사람이 새해가 되면 몸을 만들고 체력을 기르기 위해서 운동을 등록한다. 그리고 몇 번 하다가 포기한다. 조금 노력하고 큰 변화를 원한다. 하지만 사람의 몸은 쉽게 변하지 않는다. 그렇기 때문에 시간을 가지고 묵묵히 운동을 해야 한다. 수십 년에 걸친 단단한 지방을 한 달 만에 뺄 수는 없다. 어렵게 운동을 해야 만든 몸이 오래간다.

다이어트할 땐 체크카드로 결제하자

현대인들이 필수 요소로 매일 사용하는 것이 있다. 바로 카드다. 카드에는 신용카드와 체크카드가 있다. 체크카드는 내가 넣은 금액 안에서 사용할 수 있다. 그 이상을 사용하면 승인 거절이 나와서 구매가 안 된다. 반대로 신용카드는 한도가 없다. 신용에 따라서 한도가 정해져 있지만 통장에 있는 돈보다 더 많은 금액을 지불해도 승인이 된다. 신용카드는 지금 돈이 없어도 자신의 미래 소득을 당겨서 지불하게 해준다.

부자가 되기 위해서 돈이 많이 있는 사람들이 공통적으로 말하는 한 가지가 있다.

"신용카드를 없애고 체크카드를 사용하라."

"현금을 써라."

이와 같이 자신이 가지고 있는 돈에 맞춰서 저축을 먼저 하고 나서 소득의 일정 부분으로만 사용하는 것을 권장한다. 다이어트도 똑같다. 미래에 건강하고 다이어트 된 몸을 가지고 싶다면 먼저 먹기 전에 운동하자. 운동을 하지 않고 먹는 것은 신용카드를 사용하는 것과 같다. 그리고 체크카드처럼 한 달에 내가 먹어야 하는 칼로리 총량을 정해서 그 안에 맞춰 먹는 것을 목표로 하자.

다이어트를 잘하기 위해서는 계산적이어야 한다. 추상적으로 '이 정도면 적게 먹는 거야.', '나는 최선을 다했어.'라고 이야기한다면 다이어트는 절대로 할 수가 없다. 꼼꼼하게 가계부 적듯 칼로리 섭취한 것을 기입하고 계산하면 더 이상의 지방 유입은 없다. 운동 신경 능력과 운동 수행이 부족한 사람은 운동을 잘하는 사람보다 칼로리 섭취를 적게 해야 한다. 똑같이 먹으면 안 된다. 남기고 좀 더 소식을 해야 한다.

하지만 다이어트를 잘하지 못하는 사람은 운동을 잘하는 사람보다 더 많이 먹고 적게 운동한다. 큰 어리석음을 범하고 있다. 먹는 행복은 절대로 평생 유지할 수 없다. 1차로 문제가 있다면 신체 기관이 말을 할 것이고 그다음에 2차로 소중한 사람이 조언을 하고 3차로 헬스 트레이너 4차로 의사가 즉시 다이어트를 할 것을 경고한다. 이런 경고를 무시한 채 끊임없이 먹는다면 문제가 커져서 큰 질병과 생명의 데드라인이 정해질 것이다.

내가 존경하는 사람의 체형

행복에 필요한 것은 몸과 마음에 집중하는 것이다. 먹는 것으로 마음만 다스린다면 몸이 병들 것이다. 둘 다 해야 한다. 그렇기 위해서는 몸을 위해서 '운동'을 하고 정신을 위해서 '클린 푸드'를 먹어야 한다. 어느 시대, 어느 사회이든 존경할 만한 사람의 체형은 하나같이 '관리된 몸'이다. 그리고 사람들은 관리된 몸을 좋아한다. 자신은 뚱뚱하고 관리가 안 되었더라도 내가 존경하는 사람은 관리가 되길 바란다. 지금 거울을 보자. 어떤 모습인가? 누군가 자신을 존경할 수 있는가? 만약 남과 다른 사람이 되고 싶다면 남과 다른 노력으로 변화하자.

매일 체형 때문에 불안감을 가지고 살지 말고 이번에 진짜 변화를 해보자. 그에 따른 동기부여와 집중력을 높여서 지금 나에게 있는 할 일에 집중하고 능률을 높여서 한 계단씩 성공 체험을 쌓아보자. 처음부터 거창한 목표를 가지고 일주일 만에 실패하는 것보다 작은 목표를 여러 가지 계획해서 하나씩 이루어 나가는 것이 건강한 삶을 사는 것에 도움이 된다. 불안하다면 변화하자. 행복한 인생은 통증 없이 주어진 일에 만족하며 최선을 다하는 삶이다.

사람들은 정말 필요하고 중요한 것에 시간을 투자하지 않는다. 당장 보상이 있는 것과 빠르게 효과를 보는 것에 시간과 비용을 지불한다. 후폭풍과 부작용이 있다는 것도 미룬 채 그냥 빠르고 쉬운 것만 찾아다닌다. 건강은 멀리 보아야 한다. 특히 젊을 때 쉽게 살을 빼면 나이 들어서 어렵게 살을 뺄 것이다. 운동과 건강한 식단은 인생에서 정말 중요하다. 말로는 중요하다고 생각하고 말을 하면서 지키지 않는다. 왜냐하면 기한이 모호하고 당장 보상이 없기 때문이다.

운동과 건강한 식단은 시간이 걸린다. 묵묵하게 인내심을 가지고 힘든 고통을 견뎌야 한다. 쉬운 일부터 하려는 심리로 쉽게 다이어트를 하면 그에 따른 후폭풍이 있다. 이 세상에서 무형과 유형의 서비스는 모두 가격이 정해져 있다. 그리고 그것을 파는 마케터가 상품의 장점만 극대화해서 광고를 한다. 그에 따른 부작용은 최소한으로 노출을 하며 후기와 효과만 강조한다.

선택은 본인이 하지만 그에 따른 책임도 본인에게 있다. 차와 집을 살 때는 꼼꼼하게 하자가 있는지 알아보면서 그것보다 훨씬 중요한 자신의 몸에 대해서는 아무것이나 먹고 마신다. 그리고 어떤 성분이 있고 그런 성분이 독약과 같은지도 모른 채 그냥 맛있다고 무턱대고 먹는 것은 위험하다. 혈관을 막히게 하고 상처 나게 하는 음식을 먹으면서 치유와 회복은 하지 않고 그냥 방치한다.

아프면 운동할 시간이 생긴다

개인 운동을 안 하는 회원과 이야기할 때의 답변이다.

"운동할 시간이 없어서 못했어요. 진짜 시간이 안 나요."

시간은 항상 부족하다. 하지만 모든 사람에게는 24시간이라는 공평한 시간이 주어진다. 어떤 사람은 매일 2시간씩 운동을 한다. 그 사람에게도 시간은 귀하다. 하지만 시간을 내서 운동을 한다. 운동하는 시간은 만드는 것이다. 냉정하게 생각하면 운동은 못하는 게 아니라 안 하는 것이다. 그만큼 중요하지 않는다고 판단해서 안 하는 것이다.

재활 운동을 하는 95% PT 회원은 개인 운동을 한다. PT 수업을 받고 나서도 집에서나 회사에서나 틈틈이 스트레칭과 운동을 한다. 몸이 아프니 우선순위가 바뀐 것이다. 몸이 아프기 전에 운동할 시간을 만들어서 운동을 하자. 한번 몸이 아프기 시작하면 다시 안 아픈 과거로 돌아갈 수 없다. 완전 회복은 기대하기 힘들다. 그저 최고 기량의 90%까지 올라가기 위해서 운동하거나 아니면 지금보다 더 통증이 생기지 않기 위해 운동하는 것뿐이다.

통증은 평생 가고 후유증도 몸에 남는다. 운동을 자꾸 뒤로 미루게 되면 언젠가는 통증을 매일 달고 다닐 것이다. 70대에 한 회사를 운영하는 회장인 한 회원과의 수업에서의 이야기다. 이 회원은 나이가 있어 이제 다양한 통증으로 운동을 하지 않으면 안 되는 상황이었다. 하루는 운동과 운동 세트 사이 쉬는 시간에 나에게 진지하게 이야기를 했다.

"이 코치, 나이 들어 이곳저곳 아프다 보니 돈보다 건강이 너무 중요하다고 생각해요. 이 코치는 나중에 아프지 말고 건강하게 살아요."

회원의 진심 어린 조언에 알겠다고 다짐하며 수업을 계속했다. 어떤 사람은 경제적 물질의 가치만 중요하게 생각하는 물질만능주의가 넘쳐난다고 한다. 하지만 이런 경제적인 물질이 아무리 많아도 건강하지 않으면 아무런 소용이 없다. 결단력을 가지고 건강을 포기하지 말자. 자신이 정한 목표를 무슨 일이 있더라도 지켜서 해보자.

어떤 것을 해야 할지 모른다면 우선 지금 하지 말아야 할 것부터 정하고 하지 말자. 그리고 24시간 안에 근력 운동을 하고 밖으로 나가서 달려보자. 왜 운동을 안 하는지 내면의 나에게 이야기를 하고 운동에 대한 속

박에서 나를 해방시키자.

걱정하기 전에 먼저 운동하자

사람들은 걱정을 많이 한다. 하지만 걱정하는 일의 90%는 아직 일어나지 않은 것이다. 실제로 걱정하는 것을 3개월, 1년 뒤에 다시 보면 크게 걱정하지 않아도 될 문제가 훨씬 많다. 운동도 비슷하다. 운동 전 부상을 걱정하는 회원이 있다. 잘못된 운동 자세로 과한 중량을 할 때 부상이 올 수 있다. 하지만 가벼운 무게와 맨몸 운동같이 적당한 수준의 강도에서는 큰 부상이 올 수 없다. 그리고 부상 예방으로 운동 전 워밍업과 스트레칭을 하면 문제는 해결된다.

오늘 하루 충실한 하루를 보내보자. 용기를 가지고 자신이 결정한 일에 최선을 다해보자. 내 안에 잠들어 있는 힘이 있다. 그 힘을 용기 내서 한 걸음 다가가 보자. 운동을 잘하는 사람은 그 운동을 많이 해서 잘하는 것이다. 물론 타고난 실력과 감각은 있지만 어느 정도 그 분야를 꾸준히 오래 하면 거의 모두가 아마추어 선수까지 올라갈 수 있다.

지금 운동을 하지 않고 계속 미루다 보면 나중에 더 큰 '기회비용'이 올 수 있다. 준비만 하고 계속 미루고 핑계 대면서 안 한다면 '시간'과 '비용'이 더 크게 발생한다. 그리고 나이가 들면 먹어야 하는 약이 많아진다. 하지만 운동을 하고 건강한 사람은 그런 약이 필요 없다. 하루에 1시간은 운동을 하고 20분을 건강과 운동에 대해서 공부를 한다면 그 시간만큼은 딱 집중해서 운동하며 공부를 해보자. 그리고 그 외에 쉴 때는 철저하게 쉬면 된다.

뭐든지 잘하는 사람은 할 땐 하고 쉴 때 쉬는 사람이다. 사람이 가진 에너지는 한계가 있다. 그리고 그런 에너지를 하루에 쏟는 시간도 명확하다. 다른 여러 가지의 유혹을 이겨내고 먼저 운동하고 그 후에 먹는 자세로 임하다 보면 운동한 것이 아까워서라도 건강한 음식을 챙겨 먹는 자신을 볼 수 있을 것이다.

과거의 나, 현재의 나, 미래의 나

사람에게는 3가지의 나가 존재한다. 〈과거의 나, 현재의 나, 미래의 나〉이다. 주로 발전하지 못하는 사람은 과거의 나에 사로잡혀 있다. 이런 사람은 항상 과거 이야기만 한다. 회원 중에서도 이런 부류의 사람은 운동과 다이어트의 발전이 크게 저하된다. 과거는 과거일 뿐이다. 그런 찬란한 과거를 이야기하는 것은 그것을 아는 사람에게만 이야기하면 된다.

또한 미래만 이야기하는 회원도 있다. 지금 하지는 않고 나중에 건강해졌으면 좋겠다고 하거나 운동은 안 하고 운동을 잘했으면 좋겠다고 한다. 미래를 바꿀 수 있는 단 하나의 방법은 현재의 변화이다. 현재의 내가 노력과 열정으로 변화를 꾀한다면 미래가 변화할 수 있다.

항상 어디에 있든지 열심히 하는 사람 옆에는 방해꾼이 있다. 그런 방해꾼이 친구나 가족 그리고 직장동료일 수 있다. 자신은 못 할지언정 남이 열심히 하면 그에 맞춰 응원해 주면 되지만 배가 아픈가 보다. 엄청나게 압박하고 방해를 한다. PT 회원을 수업하면서 방해꾼을 많이 보았다. 내가 이야기하고 싶은 말은 하나다. '선택과 집중'을 하는 것이다. 적어도 변화하기 전까지 말이다. 인간관계에서도 적당한 선을 긋고 달려야 한다. 남들이 하는 이야기에 맞춰 살기에는 시간이 너무 없다. 그리고 본인도 못하기 때문에 질투와 부러움과 시기가 있는 상황에서 하는 말이다. 너무 신경 쓰지 않아도 된다.

현명한 사람은 가지치기를 잘한다

본인이 정한 기간만큼 딱 정해서 그때만큼은 인간관계도 간단하게 최소화하자. 어차피 다이어트를 할 때는 주변 지인과의 식사 자리를 안 가지는 것이 좋다. 외식은 다이어트를 망치는 주범이다. 아무리 건강한 식단이라도 밖에서 파는 음식에는 소비자를 끌어들이게 하는 조미료를 넣을 수밖에 없다. 가장 건강한 음식은 자신이 직접 만들어서 먹는 음식이 좋다.

건강한 사람은 불편함을 감수하는 사람이다. 건강을 위해서 더 많은 시간을 가지고 그에 따른 에너지를 할애하면 자신의 마음이 달라지고 상황과 환경도 변화가 된다. 조금 더 건강한 삶을 살기 위해서 가지치기를 하는 것이 필요하다. 세상에는 나를 좋아하는 사람도 있지만 나를 싫어하는 사람도 있다. 모두에게 인정받으려고 하면 안 된다. 세상에서 가장 막강한 힘이 있는 미국 대통령도 욕하는 세상이다.

끊어야 하는 사람이 있다. 건강을 생각하고 준비하면 할수록 그것을 방해하는 사람이 그런 사람이다. 자신이 먹는 것을 강요하며 유혹하는 사람에게는 분명하게 말해야 한다. 하지만 대부분 회원에게 이런 사람은 가족이나 친구이다. 특히 부부가 서로 사랑해서 먹는 것을 강요하는 것은 절대로 쉽지 않다. 그래서 이럴 때는 충분한 대화의 시간을 가져야 한다. 그리고 그런 열정을 더 자극할 수 있도록 나를 사랑하는 사람에게 자신의 변화로 어필을 해야 한다.

다이어트를 한다고 남에게 피해를 끼치면 안 된다. 예민해진다고 쉽게 짜증을 내거나 화를 낸다면 어느 누가 다이어트를 하라고 권장할까? 더 자신을 다스리고 단련해야 한다. 다이어트는 자신을 위해서 하는 것도 있지만 남을 위해서 한다는 마음으로 해보자. 내가 다이어트를 해서 건강해지면 아프지 않고 병원도 안 가기 때문에 소중한 가족이 나를 보며 울지 않아도 된다는 생각을 해보자. 관계를 정리할 수 없는 사람이라면 잘 설득하면서 이야기해서 다이어트에 도움이 될 수 있는 방향으로 만들어보자.

나는 바디프로필이나 대회를 준비할 때 가족과 주변인들에게 모두 이야기를 하고 도와달라고 한다. 그래서 웬만하면 그 기간에는 식사 연락이 안 온다. 나도 사람인지라 집에 들어갈 때 먹을 것이 보이면 먹고 싶은 마음이 생기니 먹을 것도 최대한 가려달라고 부탁한다. 이렇게 자신이 부족하고 약한 부분을 파악하고 그것을 최대한 피하기 위해서 노력해야 한다. 불필요한 음식과 만남은 멀리하고 건강한 음식과 운동으로 소중한 내 몸을 관리해 보자. 바로 지금.

–

마음 PT

> "정신을 지탱하고 마음을 활기차게 유지하는 것은 운동뿐입니다."
>
> – 마르쿠스 툴리우스 키케로

운동 의지

운동을 하고 싶다고 생각해서 의지를 가지고 시작을 하면 대부분의 사람들은 작심삼일로 끝난다. 요즘에는 집중력과 주의력이 점점 떨어지는 환경 때문에 하루 만에 포기하는 사람도 많다. 짧은 쇼츠 영상과 자극적인 콘텐츠로 인해서 짧은 시간에 10kg, 15kg 살 빠지는 영상과 사진으로 변화는 빠르게 요구하지만 그에 맞는 행동은 턱없이도 부족하다.

예전 생활 스포츠 지도사 자격증 연수를 받을 때 있었던 일이다. 자격증을 얻기 위해서 필기와 실기 시험을 마치고 중앙대에서 연수기관을 선택해서 수업을 들었다. 거기에서 한 교수님의 말이 나의 심금을 울렸다.

"한국 스포츠의 현실은 머리가 큰 아이와 같습니다. 선진국에서 보고 배운 것이 많아서 머리는 비정상적으로 크지만 그에 따른 몸은 어린아이와 같아서 생각만큼 행동을 할 수가 없습니다."

우리나라의 스포츠는 엘리트 선수 중심으로 이루어져 있다. 결과 중심으로 성과를 내고 그에 맞는 대우를 하기 때문에 고속성장을 했지만 그에 따른 부작용도 있다. 나는 여기에서 한국 스포츠에 대한 이야기를 하기보다 지금 현대인들의 문제점이 바로 머리가 큰 아이와 같다는 말을 하고 싶다. 머리에는 지식이 많이 있고 또한 어떻게 해야 하는지도 알지만 그에 따른 행동과 운동 의지는 너무 약하다. 어떤 회원에게 운동량이 너무 부족하니 조금 더 개인 운동을 해야 한다고 이야기를 조금 강하게 하자 다음날 운동에 안 나왔다.

건강한 육체는 단단한 내면에서 나온다. 마음이 강하지 않는다면 절대로 변화할 수가 없다. 마음이 약한 사람들이 너무 많아졌다. 이것은 큰 문제다. 하지만 변화할 수가 있다. 육체와 정신은 하나로 이어져 있다. 정신이 무너진 사람이 육체를 단련하면 어느 정도 정신이 향상되어서 나중에는 육체와 정신이 같이 강해질 수 있다.

절대로 포기하지 말고 실행하자

운동 의지가 약한 회원의 수업은 주로 행동보다는 말로 의지를 끌어올린다. 어떤 수업은 50분 수업에서 40분을 말로 할 정도로 의지가 약한 회원이 있다. 하지만 이런 시간은 너무 중요하다고 생각한다. 이렇게 옆에서 열정적으로 왜 운동을 해야 하고 운동을 통해서 더 나아지는 사람들의 예시를 설명하면 회원의 대다수는 마음의 불이 일어나서 다시 열심히 운동을 한다. 최악의 회원은 수업 시간에 운동 의지가 다시 크게 차올라서 뭐든지 다 할 것 같다는 마음으로 "이제 선생님 말씀 듣고 다시 새로운 마음으로 열심히 운동해 볼게요!"라고 말로 이야기하지만 센터 문 밖으로 나가면 그 의지가 사라져서 다음 수업 시간에 볼 때 연신 죄송하다며 다시 해보겠다고 반복하는 경우이다. 이럴 때는 나도 사람인지라 너무 맥이 빠진다. 그리고 실망감에 잠을 못 이룬다. 하지만 그래도 포기할 순 없다.

내가 포기하면 더 이상 잡아줄 사람이 없다고 생각이 들어서 다시 이야기하고 또 이야기한다. 이렇게 꾸준히 수업 시간에 설득하고 화도 내보고 상냥하게 조언하고 부드럽게 말하면 어느 순간 회원의 눈빛이 변한다. 그리고 조금씩 운동을 잘하기 시작해서 몇 달 후에는 몸이 변한다. 운동을 하지 않고 몸이 좋아지는 경우는 없다. 단 한 명도 그런 경우를 본 적이 없다.

운동 의지가 생긴다면 절대로 포기하지 말고 실행하자. 정신을 지탱하고 마음을 활기차게 유지하는 것은 운동뿐이다. 정신이 약하다면 운동으로 정신 차리도록 해보자. 어느 하나가 무너지면 둘 다 무너질 가능성이 크다.

동기부여

동기부여라는 뜻은 자극을 주어 생활체로 하여금 행동을 하게 만드는 일이다. 생각을 행동으로 바꿀 수 있는 너무나 좋은 단어이다. 먼저 동기부여가 되기 위해서는 운동을 왜 해야 하는지 알아야 한다. 이미 많이 알았다고 하더라도 다시 공부해 보자. 꾸준하게 긍정적인 동기부여 영상이나 책을 보면 마음이 점점 뜨겁게 달아오른다. 이런 마음을 가지고 조금씩 운동을 하면 된다. 너무 어렵게 운동을 생각하지 말자. 한 번에 하나씩 계단을 오르는 것으로 쉽게 생각하자.

나무 한 그루를 다른 곳으로 옮겨 심을 때는 삼각 버팀목이 필요하다. 버팀목이 없이 그냥 심으면 나무의 뿌리가 제대로 내리지 못해서 쓰러진다. 동기부여를 통해서 운동을 안 하던 생활에서 운동을 하는 생활로 이동을 했다면 자신에게 맞는 버팀목이 있어야 한다. 절대로 혼자서 의지를 가지고 운동을 할 수 없다. 많은 스포츠 선수도 본인만의 팀이 있다.

자신만의 버팀목을 만들어보자. 스포츠 그룹이든 운동모임이든 활동량을 늘리기 위해서 팀 안에 소속되면 좋다. 어렸을 때 자신이 하고 싶었던 스포츠를 성인이 돼서 취미반으로 할 수도 있다. 행복하게 운동하고 또한 건강을 위해서 한다면 결과는 크게 중요하지 않다. 너무 잘하려고 무리하는 순간 부상이 찾아올 수 있기 때문이다. 그리고 스포츠를 하다 보면 조금씩 성장하다가 벽에 부딪친다. 그때는 근력 운동을 권장한다. 각각의 스포츠에 맞는 근력이 필요하다. 근력 운동을 통해서 조금씩 성장하다 보면 어느 순간 벽을 넘어간다. 그때의 희열과 기쁨은 이루 말할 수 없다.

나무의 버팀목을 제거하는 기간은 나무의 크기에 따라 달라진다. 작은 나무는 대략 1년 정도면 되고 큰 나무는 3년 이상 버팀목이 필요하다. PT 수업을 얼마나 받을지는 회원 한 사람 한 사람의 뿌리와 크기에 따라 다르다. 트레이닝을 받는 회원의 기간은 사람마다 다르다. 최고로 오래 받는 회원은 담당 트레이너가 다른 곳으로 이직하거나 변경하기 전까지 받는 경우도 있다. 최대 8년까지 보았다.

깊이 뿌리를 내리면 내릴수록 태풍이나 큰바람이 와도 쉽게 뿌리가 뽑히지 않는다. 많은 경우가 있지만 수업을 1년 이상 받은 회원들은 대부분 뿌리가 깊고 두꺼워진다. 그리고 담당 트레이너의 운동 철학과 방향성을 이해해서 담당 트레이너가 10년 이상 경험하고 이해한 내용을 빠르게 흡수한다. 운동을 꾸준히 하면서 근육을 알면 알수록 인체는 참 신비롭다.

몸의 변화 과정이 매번 새롭다. 회원들의 처음 모습과 나중에 변화된 모습을 볼 때는 옆에 지켜보는 나도 행복하고 기분이 좋다. 그리고 변화된 회원의 마음과 행동은 예전 모습과는 다른 행동과 말투로 변화되어 있다. 동기부여를 통해서 운동을 해보자. 말보다는 행동으로 지금의 모습에서 벗어나 보자. 자신이 정한 몸을 구체적으로 그리고 그에 맞는 삶을 살기 위해서 매일매일 최선을 다해보자. 그렇게 변화의 뿌리가 내려질 것이다.

열정

> "고통이 남기고 간 뒤를 보라! 고난이 지나면 반드시 기쁨이 스며든다."
>
> — 괴테

1,000m 이상의 높은 산에 올라가는 것은 매우 힘든 일이다. 하지만 정상에 올라서면 정말 기분이 좋다. 하지만 올라가는 시간보다 정상에 머무는 시간은 짧다. 왜냐하면 다시 내려가야 하기 때문이다. 어느 하나에 열정을 가지고 운동을 하는 것은 누구나 할 수 있다. 하지만 그 열정이 오래 가기 위해서는 많은 노력이 필요하다.

아무리 주변에서 운동이 좋다고 하거나 변화된 모습을 이야기해도 자신이 직접 겪어보지 않는 이상 알 수 없다. 사람마다 열정을 느끼는 포인트는 다르지만 열정을 오래 유지하는 방법은 다르다. 그중 하나는 운동의 다양성의 확보이다. 자신이 어떤 종목에 열정을 느끼는지 일단 다양한 운동을 시도해 보는 것이 필요하다. 운동은 해보지 않으면 모른다. 일단 다양한 스포츠를 경험하고 시도해 봐야 한다.

특히 스포츠는 눈으로 보는 것과 직접 해보는 것의 차이가 분명하다. 축구도 눈으로 보는 것과 막상 직접 해보면 차이를 느낄 수 있다. 열정을 오래 유지하는 또 하나의 방법은 친목을 도모하는 것이다. 같이 운동을 하는 사람들과 교류하고 소통하면서 친해진다면 꾸준하게 운동을 할 수 있는 명분이 생긴다. 자신에게 도움을 주는 사람들이 많을수록 더욱 쉽게 운동을 포기하지 않게 된다.

여러 사람들과의 친분보다 자신의 노력과 실력을 향상하고 싶어 하는 사람은 1인 스포츠를 추천한다. 탁구, 테니스, 배드민턴, 스쿼시, 서핑, 승마, 스키, 스노보드 등 이외에도 다양한 종목이 있다. 이런 1인 스포츠는 자신의 경험이 쌓이고 노하우가 올라가면 실력이 점점 더 발전하기 때문에 하면 할수록 열정이 생기고 기분이 좋다. 스포츠를 해보면서 그동안 너무 한 종목만 오래 하고 지쳐서 열정이 사라지는 상황이 올 수 있다.

매몰비용 효과

이런 상황에서는 너무 오래 그 종목을 붙잡지 않아도 된다. 때로는 숨을 돌리는 상황으로 다른 것을 시도할 수 있어야 한다. 경제 용어 중에 '매몰비용 효과'가 있다. 기업에 이미 투자한 자본을 보호하기 위해서 추가적인 자금을 투입하는 현상이다. 자신과 맞지 않은 종목을 이미 돈과 경험을 많이 했다는 이유로 스트레스를 받으면서까지 계속하는 것은 좋은 방법이 아니다. 다양한 시도와 경험을 해보는 것은 좋다.

자신이 맞는다고 생각한 스포츠를 정하면 그것을 깊이 파는 시간이 필요하다. 처음에는 여러 가지를 경험하고 어느 순간 하나를 정해서 의미 있는 깊이로 내려가면 된다. 그렇게 숙련도와 경험이 쌓이고 의미 있는 도전을 하면 내 안의 깊은 열정이 생긴다. 그래서 처음 스포츠 종목을 고를 때 선택의 시간이 빨라지면 하나를 집중할 시간도 늘어나게 된다. 운동 초반에는 여유 있는 모습으로 실수에 관대해지고 많은 경험을 해보려고 노력하자.

그리고 조금씩 숙련도가 올라갈 때는 실수를 잡으려는 열정으로 반복 숙달을 해야 한다. 어느 정도 하다 보면 지루할 때가 있다. 그때 더 꾸준하게 해야 어려운 기술을 할 수 있다. 포기하지 않고 자신이 결정한 운동을 끝까지 집중해서 노력하면 만족스러운 운동을 경험한다. 열정이 부족해도 상관없다. 일단 꾸준하게 해보자. 하다 보면 열정은 뒤따라온다. 나중에는 열정이 당신을 이끌어 갈지도 모른다. 목표는 멀리 설정하고 지금 한 걸음을 걸어가 보자.

침대가 비만의 주범이다?

> "진정으로 웃으려면 고통을 참아야 하며, 나아가 고통을 즐길 줄 알아야 해."
>
> — 찰리 채플린

다이어트는 어린아이처럼

어린아이들이 많이 있는 곳에 가면 정신이 없다. 쉬지 않고 움직이기 때문이다. 한시도 가만히 앉아 있지를 못한다. 끊임없이 탐구하고 만져 보며 관찰한다. 하루에 활동을 해야 하는 목표치가 명확하다. 하지만 그 시간이 지나면 누구보다 빠르게 지쳐 잠이 든다. 그리고 그 모습이 가장 귀엽게만 느껴진다. 그래서 아이들은 잠이 들 때가 가장 예쁘다고 한다.

다이어트를 원하는 사람은 아이처럼 움직여야 한다. 특히 하루에 권장하는 활동대사량을 높여야 한다. 회사에 가만히 앉아 있는 회사원도 업

무릎 하면서 돌아다니는 상황을 만들어서 움직여야 한다. 그런 습관 하나하나가 모여서 체지방 감소라는 목표에 도달하게 된다. 나이에 맞는 활동이 있다. 50~60대에서 10대처럼 움직이라고 하면 할 수 없다. 하지만 많은 지방을 가지고 있다면 조금 더 움직이려고 노력해야 한다. 적어도 40대 후반까지의 움직임이라도 목표를 가지고 운동하다 보면 실제로 몸의 나이가 어려지고 육체는 그에 맞는 체력이 만들어진다.

몸은 안 움직이고 가만히 있으면 굳어지고 딱딱해진다. 그렇게 좋은 근육은 사라지고 점점 나쁜 근육과 딱딱한 지방이 생겨난다. 다이어트가 필요한 PT 회원의 대부분은 움직이는 것을 싫어한다. 침대와 한 몸이 되고 싶어 한다. 그리고 취미는 영상 시청이다. 활동적인 취미가 없다. 나이가 들면 어차피 활동적인 취미는 가질 수 없다. 그러니 나이에 맞는 취미가 필요하다.

근육이 성장을 하려면 주 4회 40분 이상 근력 운동을 해야 한다. 주 3회 이하로 한다면 체형 유지가 된다. 성장을 잘하기 위해서는 끊임없는 노력이 필요하다. 그리고 자신에게 맞는 적당한 운동 강도가 필요하다. 집에서 홈트를 할 때 대부분의 사람들은 조금 아프기 시작하면 살살하거나 운동을 멈춘다. 하지만 그때부터 운동이 되는 것이라서 그 순간 더 집중해서 해야 한다. 근육은 그때 성장하고 변한다. 운동할 때의 아픔을 참지 못하면 근육으로 만들어지지 않아서 나중에 통증으로 병원에 가야 한다.

근육의 성장으로 몸을 활기차게 바꾸면 자신이 정하고 계획한 모든 일을 무리 없이 할 수 있다. 나는 여행을 갈 때 적어도 몸이 아프거나 체력이 부족해서 가고 싶은 곳에 못 가는 상황은 없었다. 꾸준한 운동으로 자신을 관리하면 어떤 일이 생기든 일단 체력이 있기 때문에 자신감이 있다. 자신감을 가지고 어떤 일이든 도전하다 보면 그에 맞는 성과가 조금씩 나온다. 자신이 정한 목표가 있다면 우선 운동을 통해 체력을 길러보자. 그 목표에 한 걸음 더 다가갈 힘이 생길 것이다.

하체 운동, 최고의 컨디션 회복제

하루하루 살다 보면 컨디션이 떨어지는 날이 있다. 그때 어떻게 컨디션을 끌어올릴 수 있을까? 내가 추천하고 싶은 방법은 근력 운동이다. 특히 하체 운동을 추천한다. 하루는 연속된 수업으로 몸이 너무 지쳐서 피곤할 때 퇴근 전 시간을 내서 운동했다. 시간이 없어서 하체만 강하게 했는데 컨디션이 말도 안 되게 좋아졌다.

사람은 이족보행을 한다. 두 다리로 하루 종일 돌아다니고 움직인다. 그렇기 때문에 기본적으로 하체의 부종이 생긴다. 하체부종은 혈액순환이 되지 않아서 다리에서 심장으로 혈액이 원활하게 순환이 되지 않는 것이다. 이런 상태에 계속 지속이 된다면 하체 주변에 액체가 쌓여서 크기가 커진다. 그래서 저녁에 근력 운동 중 하체 운동을 하면 하체부종이 다시 심장으로 올라가서 다리가 가벼워진다.

하체 비만인 여성 PT 회원과 수업을 하면 60% 이상의 비율로 하체 운동을 시킨다. 그렇게 안 쓰던 근육을 자세하게 사용하면 체력이 좋아지고 부종이 사라진다. 또한 순환이 필요하기에 스트레칭을 한다. 주로 폼롤러 스트레칭이나 맨몸 스트레칭이다. 조금 더 나아가면 마사지 스틱으로 밀어준다. 이렇게 자극을 주면 회원은 엄청나게 아파한다. 어떤 회원은 눈물까지 글썽이면서 아프다고 한다. 하지만 어느 정도 강도의 자극이 없으면 변화는 없다. 변화를 원한다면 고통을 즐겨야 한다.

모든 사람은 근력 운동을 한다

어차피 해야 하고 바꿔야 하는 일이라면 즐거운 마음으로 운동을 하길 바란다. 나의 수업 모토가 '즐겁게 운동하자'이다. 힘들고 어려운 운동을 나와 운동을 통해서 조금은 재미있게 운동을 하고자 수업 때 조금은 재미있게 하려고 노력한다. 그렇게 하루에 있었던 일들을 공유하고 이야기 들어주고 공감해 주면 회원은 마음의 문을 열고 더 진지하게 운동에 임한다. 그리고 점점 바뀐 체형을 보면서 만족하고 그 모습을 보는 나도 보람을 느낀다.

논리학적으로 뜻이 분명한 문장을 우리는 '명제'라고 한다. 인간에게 명제는 이렇다. '모든 사람은 운동을 한다.'이다. 나는 여기서 한 단어를 추가하고 싶다. '모든 사람은 근력 운동을 한다.' 근육은 사람이 삶을 살아가는 데 꼭 필요하다. 근육이 없다면 몸을 지탱하기 어렵고 자세는 더 나빠진다. '자세유지근'이 있다. 우리 몸이 올바른 자세를 유지하고 지탱하기 위한 근육이다. 이 근육은 매우 중요한 역할을 한다. 자세유지근이 약하면 점점 자세가 비뚤어진다.

나이가 한 살 한 살 들어가면 점점 자세를 유지하는 근육도 빠진다. 그렇게 70~80대 어르신들이 허리가 굽어지고 목이 숙어지는 것이 자세유지근이 없어서 그렇다. 적어도 40대 이상 성인에게 꾸준한 근력 운동은 필수이다. 체형을 바르게 유지하고 그에 맞는 근육을 올바르게 운동하면서 관리하면 근육이 빠지지 않아서 오랫동안 건강한 자세를 유지할 수 있다. 그래서 관리를 하는 사람은 나이가 들어도 변화가 없다. 오히려 운동을 통해서 더 건강해진다.

라떼는 말이야 끈기가 있었어

내가 지금까지 수업했던 PT 회원 데이터를 보면 대부분 나이가 많은 회원이 어린 회원보다 코어 근육이 강했다. 50~60대 전후 회원과 20~30대 회원에게 플랭크를 똑같이 시켜도 50~60대 회원은 평균 2분을 하는 데 비해 20~30대 회원은 평균 1분을 한다. 물론 사람마다 차이가 있지만 대체로 그렇다. 하지만 20~30대는 힘이 있기 때문에 조금 더 운동 강도가 높다. 나이가 들면 들수록 운동에 필요성을 느끼기 때문에 간절해진다. 그래서 비교적 끈기와 집중이 필요한 플랭크에서 더 버티는 것 같다.

50~60대 회원의 특징은 '끈기'가 있다. 쉽게 포기하지 않는다. 자신이

할 수 있다고 생각한다면 끝까지 해본다. 하지만 나이가 있기 때문에 그 열정을 유지하는 시간이 짧다. 주로 30분 정도 강하게 하다 보면 지쳐서 스트레칭과 같이 병행해야 한다. 20~30대 회원의 특징은 열정이 있다. 보이는 근육을 좋아하고 최대한 빠르게 변화가 있기 바란다. 욕심도 많고 에너지가 넘친다. 그에 맞는 노력을 통해서 변화한다.

가끔씩 열정이 넘치는 PT 회원을 수업하다 보면 그 활활 타오르는 불꽃이 나에게도 튀어서 나도 덩달아 열심히 운동을 하게 만든다. 하지만 대부분 회원의 특징은 근력 운동을 하기 싫어한다. 몸이 아픈 것도 싫고 그냥 쉽게 살고 싶어 한다. 어쩔 수 없이 해야 하기 때문에 운동을 나온다. 하지만 모든 회원이 좋아하는 순간이 있다.

바로 수업이 끝나는 시간이다. 이때는 몸이 편하고 힘은 빠지지만 에너지가 넘친다. 그리고 기분도 좋다. 어떤 회원은 운동하기 싫지만 운동후 그 기분이 너무 좋다고 한다. 나 또한 그때가 가장 보람된다. 컨디션이 떨어진다면 근육을 펌핑 시켜서 몸에 혈액순환을 이끌어보자. 근 펌프 작용을 통해서 근육을 수축과 이완을 반복하면 몸이 조금씩 살아날 것이다.

아픔은 잠깐이지만 그에 따른 장점은 매우 많다. 사람 모두가 아프지 않고 오래 건강하게 살고 싶어 한다. 나이가 들어서 몸에 부위가 하나하나씩 고장이 나고 문제가 되면 그것만 고치고 사느라 정작 인생을 재미있게 살기가 어렵다. 아무리 힘들고 시간이 없더라도 시간을 내서 운동을 해야 한다. 하루하루 미루다 보면 어느새 3년, 5년이 지나가 있고 몸은 변해 있다. 그때 다시 운동을 해보려고 하면 머리와 몸이 따로 움직이기 때문에 약해진 몸을 머리가 인정하지 못해서 부상이 생길 수 있다. 갑자기 운동을 하게 되면 너무 무리하지 않고 가벼운 마음으로 운동을 해야 한다.

지방을 버려야 산다

몸에 과한 지방이 계속 쌓이면 움직이기 불편하고 힘들어진다. 그렇게 마음의 지방도 쌓여서 조금씩 느려지고 운동에 소심해진다. 지방이 너무 많이 있으면 몸이 망가진다. 망가진 몸은 질병을 부른다. 그렇게 서서히 침몰하는 배와 같이 점점 가라앉는다. 제티슨(jettison)이라는 말이 있다. 비행기나 선박이 위기가 처했을 때 무게를 가볍게 하기 위해서 가지고 온 짐을 버리는 행위이다.

비행기의 고장과 문제로 인해서 공중에서 연료와 물건을 버리는 것과 배의 침몰로 인해서 바다에 짐을 버리는 것이 '제티슨(jettison)'이다. 사람에게도 제티슨이 필요하다. 몸에 필요 이상으로 가지고 있는 지방은 위험하다. 사람에게 필요한 적당한 지방은 몸에 도움이 되지만 너무 많은 지방은 비행기의 폭발과 배의 침몰과 같다. 언젠가 그 끝이 온다.

우리는 그 끝을 피하기 위해서 지금 당장 '제티슨'을 해야 한다. 몸에서 불필요한 지방을 버려야 한다. 그것도 과감하게 버려야 한다. 아니 버려야 산다. 버리지 않으면 터지거나 가라앉는다. 자신의 몸을 조종하는 사람은 자기 자신이다. 자신이 조종사이며 선장이다. 하나뿐인 자신의 몸을 그대로 버릴 수 있는가? 터지거나 가라앉으면 자신도 없어진다. 그리고 그 과정에서 큰 고통이 다가온다. 몸에 찾아오는 질병은 아주 무섭다. 특히 과도한 지방이 계속되면 여러 합병증을 불러일으킨다. 성인병의 기본은 비만에서 온다. 비만으로부터 고혈압, 당뇨병, 고지혈증, 관절염, 통증이 생기고 과한 지방으로 인해 뼈와 인대, 건과 내부 장기 등 많은 곳에서 비명을 지른다.

사람의 본능은 건강이다. 건강한 삶을 모두가 꿈꾸고 노력한다. 인간관계, 사랑, 직장, 학교, 소모임, 가족 자신에게 소중한 관계 속에서 자기관리가 잘 되어 있다면 사랑받는 사람이 될 수 있다. 더 이상 지방으로 자신을 감싸는 일이 있어서는 안 된다. 지방을 내려놓고 근력 운동을 통해서 건강을 회복하며 주변 사람으로 하여금 안정적인 삶을 살 수 있는 모습을 보여주자. 그리고 운동을 하면서 고통이 있어도 웃으면서 넘어가며 조금 더 나아가서 고통을 즐길 수 있는 사람이 되자. 우리의 건강을 위해서.

–

면역력을 효과적으로 높이는 방법

"건강은 인생의 보물이다. 면역력을 키우는 것은 그 보물을 더욱 가치

있게 만드는 것이다."

– 알버트 슈바이처

면역력이 높은 사람의 특징

건강한 사람에게는 외부에 침입하는 병원체나 유해 물질로부터 강한

능력이 있다. 이런 사람을 우리는 면역력이 강하다고 한다. 면역력이 강

한 사람은 병을 예방하고 치료하는 능력도 강하다. 건강한 사람은 남들

보다 더 빠른 치유력과 회복력이 있다. 부상을 당해도 더 빠르게 회복하

여 일어선다. 건강이나 면역력 같은 단어는 눈에 보이지 않는다. 하지만

사람들 모두 다 이를 중요하게 생각한다. 세상을 살아가다 보면 정말 중

요한 것은 눈에 보이지 않는다.

면역력이 높은 사람은 꾸준한 운동으로 자신의 몸을 단련하는 사람이다. 면역력을 키우는 것은 그 보물을 더욱 가치 있게 만드는 하나의 행위이다. 근력 운동을 통해서 면역력을 회복해 보자. 하지만 면역력은 근력 운동뿐만 아니라 여러 다양한 요소도 포함된다. 하나씩 살펴보자. 면역력을 키우기 위한 5가지 원칙이다.

1. 규칙적인 운동

어떤 운동이든 꾸준히 하는 것이 중요하다. 운동 형태도 '근력 운동'과 '유산소 운동'을 나눠서 각자 트레이닝을 하는 것이 좋다. 운동의 중요성은 아무리 강조해도 지나치지 않는다. 운동으로 면역 체계를 더욱 강화하고 체내의 혈액순환을 높여서 건강하게 하는 것이 좋다.

2. 충분한 수면

잠을 잘 자는 것 또한 면역력을 높이는 방법이다. 잠의 시간도 중요하지만 질 높은 수면 시간도 중요하다. 꿈을 매일 꾸는 사람과 일주일에 한 번 꾸는 사람 그리고 한 달에 한 번 꾸는 사람의 수면의 질은 차이가 있다. 운동을 통해서 몸을 움직이다 보면 몸이 너무 피곤해서 집에 가자마자 바로 잠이 들 수 있다. 적절한 수면이 없다면 신체의 회복과 재생이 어려워진다.

다음날 활동에 지장이 있을 수 있고 정신적인 활력과 집중력 향상에 방해가 된다. 육체적으로는 회복이 안 되며 피곤이 계속 쌓이고 내면에서는 잠을 충분히 자지 못해서 심리적인 불안함과 감정을 잘 조절하기 어려워진다. 마지막으로 면역력이 낮아져 쉽게 아프고 질병에 노출될 가능성이 높아진다.

3. 스트레스 관리

면역력이 낮은 사람은 정신적으로 피곤해져서 외부에 오는 스트레스 관리도 취약해진다. 사람이 스트레스를 받으면 다양한 신체의 변화가 생긴다. 식욕 변화, 무기력, 불면증, 집중력 감소, 긴장과 불안, 과도한 예민 반응 등이 있다. 큰 스트레스가 생기면 그것을 다른 쪽으로 바꾸기 위한 다른 대안을 몸에 지시한다. 그중 가장 조심해야 할 것은 '식욕 폭발'이다.

다이어트를 해야 하는 PT 회원의 70%가 스트레스로 인한 폭식이다. "제가 스트레스를 받아서 음식을 먹었어요."라고 이야기를 하는 회원이라면 오히려 다행이다. 어떤 이유로 몸이 변했는지 모르는 사람이 많다. 자신의 내면을 깊이 들여다보는 시간이 꼭 있어야 한다. 과식, 폭식, 야식을 하는 내면의 동기 안에 과도한 스트레스로 인해서 먹는 것으로 풀어야겠다고 생각하는 사람이 많다.

몸에서 과도한 지방이 쌓이면 면역력이 낮아진다. 또한 거울로 보는 자신의 모습이 건강하지 않아서 또 한번 스트레스를 받을 것이다. 스트레스를 받는다면 먹는 것보다 운동이나 다른 취미로 해결하는 것을 시도해 보자.

4. 균형 잡힌 식단

면역력에서 중요한 것은 건강한 식단을 섭취하는 것이다. 건강한 삶을 살기 위해서 건강한 음식을 먹는 것은 당연하다. 많은 사람이 나쁜 음식을 먹으면서 그 안에 건강한 것이 조금 있으니 조금이라도 건강해질 수 있겠다고 생각한다. 하지만 아니다.

많은 PT 회원이 술집에 가서 술과 안주를 같이 먹는다. 술집 특성상 안주는 거의 다 건강한 음식이다. 술이라는 독한 물질이 있으니 건강한 안주로 이것을 중화하겠다는 목표이다. 하지만 아무리 건강하고 좋은 음식을 안주로 먹는다고 건강해지지 않는다. 술을 같이 먹기 때문이다. 균형 잡힌 식단이 무엇보다 중요하다.

내가 관리하는 회원 대부분은 PT 받는 기간에는 술을 마시지 않는다고 약속한다. 이 약속을 잘 지키는 회원은 그만큼의 보상으로 변화된 몸과 올라간 면역력을 얻는다. 하지만 행동 없이 말만 하는 회원에게는 그만큼의 변화가 없다. 변화가 필요하다면 균형 잡힌 건강한 식단이 필수이다.

5. 청결과 위생

질병으로부터 자신의 몸을 방어하기 위해서는 '청결'과 '위생'이 필요하다. 몸 안의 문제로 인해서 질병에 걸릴 수도 있지만, 대부분은 외부에서 오는 바이러스나 세포로 인해서 질병에 노출이 된다. 개개인의 위생 관리를 통해서 많은 질병으로부터 보호할 수 있다. 코로나19를 통해서 많은 문제도 있었지만 장점도 있었다. 그건 바로 독감의 발병률이 코로나19 전에 비해서 80% 이하로 줄었다는 것이다. 사람들이 필수로 마스크를 착용하고 있기 때문에 독감을 전파하지 않아서 그렇다. 이렇게 기본적인 개인의 위생 관리로도 질병으로부터 우리의 몸을 보호할 수 있다.

마스크와 손 씻기를 통해서 컨디션이 떨어질 때 자신을 지키기 위해서 위생에 신경을 써보자. 면역력을 높이고 자신의 건강도 지킬 수 있다. 면역력은 눈에 보이지 않는다. 하지만 실제로 존재한다. 사람마다 면역력의 수치가 있다. 눈에 보이지 않아도 그 차이가 있다. 자신의 건강과 면역력을 높이기 위해서 노력해 보자.

지구온난화로 빙하가 녹으면서 오래전부터 감춰졌던 바이러스와 질병이 올 수 있다. 해독제도 물론 중요하지만 그보다 더 중요한 것은 자신의 기초체력과 면역력이다. 꾸준한 운동을 통해서 질병의 노출 위험을 낮추자. 건강한 식단을 먹으면서 스트레스 관리를 잘하고 잘 자면서 청결과 위생에 신경을 쓴다면 건강해진 체력과 면역력을 얻게 될 것이다.

체온을 올리는 가장 쉬운 방법 '중량운동'

> "수술로 안 되면 열로 다스려라."
>
> — 히포크라테스

의학의 아버지라고 불리는 히포크라테스의 말이다. 여기서 '열'이란 사람의 체온이다. 사람의 몸의 온도는 보통 36.5도이다. 여기서 체온이 1도가 올라가면 면역력이 50%가 증가한다. 반대로 1도 내려가면 30% 면역력이 감소한다. 그리고 몸 안에 신진대사도 12% 떨어진다. 사람이 가진 기본적인 체온을 잘 유지하는 것이 중요하다. 그리고 가능하면 중량운동을 통해 체온을 올려서 더 건강한 몸을 만드는 것이 좋다.

몸이 아플 때 나타나는 현상 중 하나가 열이 많아지거나 반대로 열이 내려가서 추워지는 현상이다. 이렇게 신경계가 잘 조절을 해주지 못해서 몸은 통증을 맞이하게 된다. 아플수록 더욱 체온에 민감하게 반응해야 한다. 하지만 아프기 전에 체온을 더욱 신경 쓰자. 운동을 하면 체온이 올라간다. 그리고 땀이 나면서 노폐물이 밖으로 배출된다. 체온을 올리는 데 중요한 기관은 근육이다. 근육의 50% 이상이 열을 발생시키는 데 중요한 역할을 한다.

근력 운동을 해본 사람이라면 알 수 있을 것이다. 스쿼트를 20개만 해도 허벅지가 뜨거워지지 않는가? 그리고 거기에 추가로 50kg 바벨 스쿼트를 하게 되면 더욱 뜨거워진다. 이처럼 고중량 운동을 반복해서 하면 체온이 올라간다. 그렇게 면역력이 올라가고 몸은 더욱 좋아진다. 몸이 아픈 회원에게 그 부위 운동을 통해서 체온을 올려주었더니 더욱 몸이 가벼워지고 살아나는 효과를 많이 보았다. 체온을 통해서 몸을 더 회복해 보자. 그리고 면역력을 높여서 더 건강한 사람으로 거듭나자.

–

장수의 우선 조건은 근육이다

"체력은 건강한 신체의 가장 중요한 열쇠 중 하나일 뿐만 아니라 역동적이고 창의적인 지적 활동의 기초입니다."

– 존 F. 케네디

장수의 준비물 = 근육

장수라는 뜻은 '수명이 긴 사람'을 뜻한다. 비슷한 말로는 '만수무강'이라는 표현이 있다. 이 뜻은 아무런 탈 없이 아주 오래 사는 것이다. 아직도 웃어른들에게 인사할 때 만수무강하라는 이야기를 종종 한다. 나이가들면 몸 이곳저곳이 아파진다. 그래서 만수무강하기가 어려워진다. 인체의 장기와 인대의 노화가 진행되며 약해진다. 이렇게 몸은 조금씩 통증이 생기고 아파진다.

하지만 장수하는 사람들에게는 공통점이 있다. 바로 '몸을 꾸준하게 단련하는 것'이다. 우리의 몸은 사용하면 할수록 점점 더 강해진다. 나이가 들어도 꾸준히 관리하면 강해지고 튼튼해지는 곳이 있는데 그건 바로 '근육'이다. 근육은 70대가 되어서도 80대가 되어서도 근력 운동을 해준다면 더 튼튼해지고 강해질 수 있다. SNS에 나오는 70~80대 건강한 할머니, 할아버지를 보면 참 대단하다는 생각이 든다. 이분들이 이렇게 건강하게 살 수 있는 비결을 물어보는데 그중 가장 먼저 나오는 답변이 '운동'이다.

운동을 통해서 단기적으로는 몸이 더 아프고 근육통으로 고생하지만 이것을 조금씩 더 끌어올리려고 노력하다 보면 나중에는 회복 속도도 빨라지고 오히려 더 건강해진다. 운동은 멀리 보면서 해야 한다. 절대로 단기적으로만 보아서는 안 된다. 1년, 2년, 5년의 자신이 건강해지는 몸 상태를 생각하면서 멀리 보면 지금 몇 개월 동안 힘들어하는 모습은 귀엽게만 느껴질 수 있다. 지금 조금 못한다고 너무 실망할 필요 없다. 꾸준히만 운동한다면 나중에는 모든 사람이 사람마다 어느 정도 체력 궤도에 올라설 수 있다.

요즘 PT 회원들과 수업을 하다 보면 예전과 다른 점을 발견한다. 7~8년 전보다 지금 회원들의 시간이 더 없어지고 있다는 뜻이다. 뭔가 더 바쁘고 치열하고 정신이 없다. 해야 할 것이 점점 많아지고 붕 떠 있는 느낌을 옆에서 받는다. 운동에서도 유연성이 부족한 상태라서 몸을 더 풀어줘야 하는데 빠르게 운동 강도를 높이길 원한다. 충분한 시간이 있어야 더 높은 강도를 줄 수 있지만 그런 시간마저 사치로 느껴진다. 각자에게 맞는 시간은 존재한다.

빨라지는 시대에서 살아남기 위해서 느려지는 공간을 만들어야 한다. 적어도 운동하는 시간만큼은 답답하게 살아보자. 조금은 느리고 이해 안되는 행동이 있을지라도 나무를 보지 않고 숲을 보는 시선으로 멀리 보면서 느리게 올라가 보자. 운동에서 조급함을 느끼면서 하다 보면 부상을 당할 수 있다. 옆에서 트레이닝을 하면 부상을 당할 것 같은 느낌이 강하게 든다. 조급한 마음을 조금 내려놓고 단기 속성 같은 요행을 바라지 않으며 차근차근 운동에 경험을 해보자.

근력 운동도 태권도처럼

나는 근력 운동도 태권도와 같이 수련을 쌓아야 한다고 생각한다. '태권도'는 우리나라의 고유 무술이다. 무기 없이 손과 발을 이용해 공격이나 방어를 하는 무도이다. 손도 사용하지만 주로 발차기 기술을 특징으로 하는 전통무예 무술이다. 겨루기와 품새 같은 운동으로 자신을 단련한다. 태권도에는 단계가 있다. 태권도장마다 조금의 차이는 있지만 처음에 가면 하얀 띠부터 시작한다. 그렇게 매달 심사를 통해서 노란 띠, 주황 띠, 초록 띠, 파란 띠, 밤색 띠, 빨간 띠까지 올라가면 그때부터 1품, 1단을 취득할 자격이 주어진다.

1품과 1단은 나이로 차이를 두는데 15세 기점으로 1품이 1단으로 바뀐다. 이렇게 1단까지 올라가는 것이 1년이 걸리는데 그 이후부터 한 단계를 올라가기까지 더 많은 시간이 걸린다. 6단을 따려면 30세 이상의 조건도 있다. 2단에서 3단으로는 2년이 필요하고 3단에서 4단은 3년, 4단에서 5단은 4년, 5단에서 6단은 5년 이렇게 점점 따야 하는 시간이 늘어난다.

어느 정도 단계를 정해서 수련을 하라는 의미가 있다. 자신의 체력과 수행능력을 더 끌어올려서 합격을 통해 더 높은 단을 취득하려는 목표의식도 있다. 나도 이것을 좋게 본다. 이렇게 태권도라는 무술에서 보았듯이 각자의 목표치와 수행능력에는 시간이 필요하다. 단기적으로 급하게 하다가는 몸에 큰 무리가 올 수 있다. 차근차근 수련을 통해서 몸을 수행하고 내공을 쌓아서 마음의 깊이도 깊게 만들어보자. 힘만 세진 상태에서 사회에 나가면 그저 힘만 센 어린아이에 불가하다.

강한 힘은 강한 정신에서 나온다. 정신이 약한 사람은 남에게 피해만 줄 수 있다. 강한 힘을 가진 사람은 약한 사람을 보호해 줄 의무가 있다. 그래서 강한 힘을 함부로 사용하지 않고 자신과 남을 지키는 데 사용한다면 진정한 어른으로 더 다가설 수 있다. 나는 태권도 4단을 보유하고 있다. 어렸을 때 3품을 취득했고 나중에 헬스 트레이너로 일하면서 4단을 땄다. 어릴 때 하던 태권도를 성인이 되어서 다시 해보려고 하니 몸이 너무 뻣뻣하고 골반이 굳어서 초반에 너무 힘이 들었다.

4단을 취득하려면 발차기를 적어도 얼굴까지 올려야 하는데 가슴은커

넝 골반도 겨우 올라갔다. 이렇게 한계를 느끼고 다시 도전하고자 처음부터 다시 시작했다. 태권도 1장부터 차근차근 품새를 익히고 사범 선생님으로부터 발차기를 다시 교정받고 태권도를 다시 바닥부터 수련을 쌓아갔다. 신기했던 경험은 어릴 때 수행했던 동작이 머리로는 모르겠지만 몸으로 하다 보니 새록새록 기억이 나게 되었다.

그리고 발차기 수련과 하체, 골반 스트레칭으로 매일 운동했다. 태권도를 다시 하다 보니 깨달음도 많이 있었다. 수련이라는 것은 매일 꾸준히 자신을 단련해야 하는 것을 경험했다. 몇 번 하다 말다 하면 몸은 신기하게도 다시 이전으로 돌아간다. 하지만 꾸준하게 노력하고 포기하지 않으면서 수련하다 보면 다시 조금씩 성장하는 것을 경험했다.

근력 운동의 깊은 세계로 나아가자

여기에서 나는 '근력 운동도 태권도 수련처럼 하면 어떻게 될까?' 하는 생각을 했다. 근력 운동이라는 수련을 하면서 꾸준하게 근육을 단련하고 몸의 가동범위를 매일 체크하며 스트레칭과 더불어 몸을 정상으로 단련하면 얼마나 몸이 개운하고 좋아질지 생각을 했다. 그렇게 나는 노력을 통해 태권도 4단을 취득하고 근력 운동을 수련처럼 하면서 근육을 키웠다.

'건강한 식단'과 '올바른 운동' 그리고 '충분한 휴식'을 하면서 몸을 만들어보니 생각보다 몸 컨디션이 좋아지는 것을 느꼈다. 그리고 너무 과한 근육은 몸에 무리가 될 수 있는 것을 경험하고 자신에게 적당한 근육을 최상의 컨디션으로 만드는 것에 집중하며 수련을 했다. 내가 생각한 강함은 이렇다. 자신이 가진 근육을 최대한 오래 그리고 강하게 사용할 수 있는 사람이다. 보이는 풍선 근육은 일상에서는 빠진다.

근지구력 트레이닝으로 내면의 근육도 같이 키우면서 폭발적인 에너지를 사용하고자 근 파워도 훈련했다. 힘이라는 것은 쓰면 쓸수록 더 미세하게 컨트롤이 가능하다. 큰 무게를 작은 에너지만으로도 들 수도 있고 오래 사용할 수도 있다. 근육을 더 미세하게 컨트롤하는 수행도 해보면서 인체의 신비함을 느꼈다. 근력 운동을 그저 단순하게 밀고 당기는 것으로 생각하지 않았으면 좋겠다. 조금 더 깊은 세계가 있다. 이 책을 읽는 독자들도 근력 운동과 웨이트트레이닝을 공부하고 매일 훈련해 보면서 자신과의 내면 대화를 통해서 한층 더 깊어진 근육의 세계에 들어왔으면 좋겠다는 마음이다.

근육의 가치?

사람에게 필요한 근육은 각자 다양하다. 1kg 근육은 약 1,300만 원어치의 가치가 있다고 한다. 올바르게 1kg의 근육을 확보하기 위해서 엄청난 훈련을 해야 한다. 운동을 안 해본 사람이라면 처음에 1kg 근육이 비교적 쉽게 올라간다. 이것은 자신이 가지고 있는 근육이라고 생각하는 사람도 있다. 하지만 인바디 수치상 자신의 근육량을 온전하게 다 사용하는 사람은 몇 명 없다. 근육의 수치가 많더라도 팔씨름을 시키면 근육량이 적은 사람이 큰 사람을 이기는 상황은 수도 없이 많다.

근육량을 많이 가지고 있는 것은 물론 좋지만 그런 근육량을 온전히 사용하는 것은 수련을 통해 가능하다. 장수하기 위해서 만수무강하고 싶다면 자신의 몸 상태를 정확히 알고 꾸준하게 근력 운동을 통해서 몸을 수련해야 한다. 앞으로 자신에게 필요한 근육량을 가지고 있는 사람이 더 건강하게 살 수 있는 상황이 될 것이다. 몸이 약하면 마음도 약해질 수 있다. 건강한 신체를 위해서 체력을 단련하고 운동을 해보자. 건강한 육체를 가지면 적어도 자신이 하고 싶은 일을 이루기 위한 첫 번째 단계는 완성하는 것이다. 운동은 장수의 기본 조건이다. 근력 운동을 하자.

–

중력을 이용하자

> "중력은 어떤 장애물을 넘어서기 위해 꼭 달려야 하는 것이 아니라,
> 중력을 이용해 그 장애물을 넘어설 수 있는 방법을 찾아야 합니다."
>
> — 조지 루카스

중력을 거스르는 행위 = 웨이트트레이닝

우리는 모두 지구 안에서 중력을 느끼며 살고 있다. 중력이란 물체들 간에 서로를 끌어당기는 자연법칙이다. 중력이 없다면 우리 몸은 땅에 붙어 있지 않고 둥둥 떠다닐 수 있다. 중력이 있기에 사람들은 그에 맞는 움직임으로 운동을 한다. 각 행성마다 중력은 다르며 지구는 약 9.8 뉴턴의 힘으로 작용한다. 웨이트트레이닝은 중력을 반대로 사용하는 힘이다. 중력은 위에서 아래로 내려가지만 근력 운동에서는 그와 반대로 아래에서 위로 올라가는 운동 에너지 힘을 요구한다.

그렇게 중력과 반대되는 힘을 가지고 원하는 운동 부위에 혈액을 모이게 해서 근육을 강화한다. 하체 운동을 하면 근육에 저항을 주면서 하체에 혈액이 모여들어서 더 크고 단단해진다. 웨이트트레이닝을 잘하기 위해서는 '중력의 저항을 이기는 힘'을 알아야 한다. 민첩한 사람에게는 남들보다 더 빠른 신체 능력을 가지고 있다. 이런 사람은 다른 사람보다 중력을 이기는 힘이 있다. 빠른 속도를 내기 위해서는 그런 힘을 내기 위한 힘이 필요하다. 이것을 '압축 복압'이라고 한다.

헬스 고수의 스킬 '압축 복압'

근력 운동에서도 똑같다. '압축 복압'을 가지고 운동을 해야 한다. 특히 고중량을 다루는 과정에서 압축 복압의 중요성은 크게 강조된다. 단순히 배에 힘을 주는 것 이상으로 호흡을 크게 들이마시면서 그 호흡을 두세 번 압축을 해서 복압을 잠근다. 그런 방법으로 몸 전체를 단단하게 고정하는 역할을 끝내면 그 후부터는 근력 운동이 더 쉬워진다. 그저 자세가 틀린 지 맞는지 거울을 통해서 확인하고 운동하는 부위에 자극이 잘 오는지 확인하면 된다.

근력 운동의 고수들은 '압축 복압'을 굉장히 잘한다. 이런 복압의 힘이 남들보다 몇 배는 더 뛰어나다. 그렇기 때문에 자신의 체중의 2~3배를 거뜬하게 들어 올린다. 운동을 더 잘하고 싶다면 압축 복압을 컨트롤하는 훈련이 필요하다.

압축 복압을 더 강하게 훈련하기 위해서는 2가지 방법이 있다.

첫 번째는 '전력 질주'이다. 전력 질주는 1분 이상 할 수 없다. 20~30초 정도 전력을 다해서 달리기를 진행하고 나서 천천히 걸으면서 호흡을 컨트롤하는 훈련이다. 호흡이 평소보다 더 빠르게 요구되는 순간에서 복부를 열어서 호흡을 단전까지 깊게 들이마신다.

그리고 호흡을 크게 마시고 모든 호흡을 들이마셨다면 호흡을 2~5초 참고 복압에 힘을 강하게 준다. 더 팽창하는 느낌도 있지만 그것보다 횡격막을 아래로 내리면서 복부를 더 강하게 수축을 하는 힘을 느껴본다. 전력 질주를 더 빠르게 많이 했다면 이런 호흡을 오래 지속하기는 힘들다. 하지만 그런 훈련을 계속하다 보면 몸에서 빠르게 산소를 보충하는 능력이 생겨서 운동을 더 강하고 오래 지속할 수 있게 된다.

압축 복압 컨트롤하는 방법

전력 질주를 어설프게 하다 보면 안 된다. 근력을 사용하지 못하고 근지구력을 사용하게 되므로 근력 향상의 효과가 반감될 수 있다. 전력 질주를 한다면 자신이 가지고 있는 최대 에너지의 힘을 가지고 최선을 다해서 달려야 한다. 어려운 방법이지만 하다 보면 점점 체력이 올라가는 것이 눈에 확 보일 수 있다.

압축 복압을 키우는 두 번째 훈련은 '근지구력 훈련'이다. 적당한 덤벨과 바벨의 중량을 가지고 운동을 하면 된다. 1RM에 40~50% 강도로 설정을 하고 조금 강하다면 30% 이하로 설정해도 된다. 중량을 가지고 원하는 부위에 지칠 때까지 근력 운동을 한다. 근력 운동을 수행하면서 몸에 힘이 빠지고 근육통이 올라올 수 있지만 멈추지 않고 그 상태에서 20개를 더 한다. 더 이상 운동 에너지가 없는 상황에서 호흡을 깊게 들이마시면서 압축 복압을 컨트롤한다. 이런 훈련을 하다 보면 올라가지 않는 부위가 갑자기 산소가 추가되면서 멈췄던 부위가 움직이면서 다시 운동이 가능해진다.

이렇게 운동 끝까지 압축 복압을 이용해서 마무리한다. 처음에는 쉽지 않고 이미 근력 운동을 강도 있게 해서 정신이 없겠지만 자꾸 정신 컨트롤을 하면서 몸에 빠르게 호흡과 에너지를 넣어주는 훈련을 하면 운동 수행 능력이 빠르게 올라갈 수 있다. 나는 회원에게 항상 이렇게 이야기한다.

"회원님 운동은 항상 어렵게 해야 합니다. 그래야 나중에 몸이 더 편해져요."

나중에 몸이 아프고 고생하는 것보다 운동할 때 조금은 강도 있고 힘들게 운동하는 것이 나중에는 웃을 수 있다.

중력을 컨트롤하는 사람

지금 당장 쉽게 운동을 하는 것을 피하자. 운동은 어렵게 해야 한다. 처음 배울 때도 정확하게 배운다면 나중에 운동할 때 편해진다. 자신이 할 수 있는 정확한 강도를 찾는 것이 중요하다. 초보자들이 항상 실수하는 것이 적당한 강도보다 너무 무리해서 부상을 당하거나 너무 편한 강도만 고집하다가 몸이 변하지 않는 것이다. 자신의 몸을 소중하게 생각하는 것은 좋지만 적어도 근력 운동만큼은 자신의 적당한 강도를 올바르게 찾는 훈련이 필요하다.

중력은 우리에게 필수적으로 필요한 것이다. 모든 사람이 중력에 영향을 받으며 살고 있다. 우리는 중력을 잘 이용하면서 살아야 한다. 근력 운동을 할 때 중력을 잘 이용하는 사람이 더 많은 근육을 빠르게 얻는다. 자극 포인트를 알고 그에 맞게 운동을 올바르게 수행하면 근육의 성장은 빨라진다. 중력을 잘 이용하는 선수 중에서는 '역도선수'가 있다. 역도선수는 무거운 중량을 쉽게 들어 올리기 위해서 누구보다 중력을 잘 컨트롤하는 사람이다.

역도선수가 사용하는 것 중 하나는 신발이 있다. 역도화를 본 적이 있는가? 역도화는 높이가 최소한으로 낮고 바닥과 지면 접촉이 최대로 이루어진 운동화이다. 웨이트트레이닝을 하기 위해서 역도화를 착용하고 운동을 하면 평소보다 더 많은 중량을 들어 올릴 수 있다.

이유는 바닥과의 밀착으로 인해서 안전성이 올라간다. 그렇게 발과 발목을 튼튼하게 지지해서 더 강도 있는 훈련이 가능하다. 그래서 헬스장에서 보면 종종 맨발로 고중량 스쿼트를 하는 경우가 있다. 지면과의 접촉을 늘리고 안정성을 높이기 위해서다. 강도 있는 무게를 들어 올릴 때는 쿠션이 있는 운동화를 신고 운동해서는 안 된다. 발목이 불안해서 부상 위험이 있기 때문이다.

근육을 만들기 위한 정신력

압축 복압의 장점은 몸을 단단하게 고정하는 역할이다. 고중량을 더 안전하게 수행하기 위해서는 운동하는 부위 빼고 다른 부위는 단단하게 고정하는 것이 중요하다. 이렇게 몸을 더 단단하게 만든다면 부상을 방지할 수도 있고 더 안전한 몸으로 운동하는 부위에 정신을 더 집중할 수 있다. 운동에서 집중력이 떨어지면 몸의 자세가 틀어지거나 부상을 당할 수 있기 때문에 근력 운동에서 무엇보다 근육의 집중력이 중요하다.

압축 복압을 활용해서 중력을 컨트롤하고 근력 운동의 강도를 높이자. 조금씩 더 강하게 운동하며 강도 있는 운동을 통해서 몸은 더 발전하고 힘도 세질 것이다. 강한 힘을 갖기 위해서는 그에 맞는 몸과 정신이 있어야 한다. 힘을 갖기 위해서 왜 힘이 세져야 하는지에 대한 정의도 미리 생각해 보자. 목적이 없는 강한 힘은 때론 파멸을 가져다줄 수 있다. 운동을 통해서 건강한 정신훈련도 같이해야 한다.

–

최고의 휴식은 최선의 운동

"최고에 도달하려면 최저에서 시작하라."

– P.시루스

최고의 휴식은 최선의 운동

인생에서 가장 행복한 순간을 이야기하라고 한다면 행복하게 쉬는 날을 선택하는 사람이 많다. 가장 기분 좋고 편하게 쉬기 위해서는 그만큼 많은 에너지를 소비해야 한다. 에너지가 소비되지 않은 상태에서 아무리 쉬어도 힘들 때 쉬는 것과 행복감은 큰 차이가 있다. 우리는 잘 쉬기 위해서 운동을 해야 한다. 최고의 휴식은 최선의 운동에서 나온다.

휴식을 취할 때 많은 사람들은 잠을 잔다. 하지만 잠을 잘 자지 못하는 사람이 점점 늘고 있다. 이제는 퇴근 후 집에서도 재택근무를 하며 긴장을 가지고 침대에 누워 잠을 청한다. 하지만 몸은 이미 딱딱하게 굳어서 잠을 쉽게 자지 못한다. 이때 이불을 박차고 일어나 가볍게 홈트레이닝을 하면 좋다. 스트레스를 받은 굳어진 몸과 마음을 운동으로 풀어주고 혈액순환을 시켜줘 몸 전체의 근육을 풀어주면 된다.

PT 수업을 담당하는 회원들도 운동을 통해 불면증 개선 효과를 체험했다. 어떤 회원은 평소 잠을 잘 못 자서 3시간만 잠을 자는데 PT 수업을 받으면서 4~5시간까지 한 번도 깨지 않고 잠을 잘 잤다고 이야기했다. 다른 회원은 창문을 열어두면 도로에 차 소리가 너무 크게 들려서 잠을 못 잤는데 운동을 하고 나서 집에 가서 창문을 열어두었는데도 차 소리를 못 듣고 기상 때까지 잠을 잘 잤다고 이야기했다.

하루 종일 몸을 안 움직이고 그에 따른 활동량을 가지지 못하면 몸의 에너지는 그대로 있다. 이것을 꼭 풀어주거나 해소해 주어야 하는데 이것저것 핑계로 몸을 안 움직이다 보면 여러 가지 문제가 몸 밖으로 표현된다. 그중 하나가 불면증이다. 잠을 못 자는 것은 몸의 움직임이 너무 없다는 뜻이다. 사람은 하루 총량이 있다. 하루에 움직여야 하는 활동대사량이 있는데 이것을 지키지 않으면 점점 적어진 활동량에 맞춰서 몸이 변한다.

당신의 몸은 기다려주지 않는다

눈에 보이지 않는 체력과 기초대사량 그리고 지방이 점점 늘어나고 신경계 쪽에서는 불면증, 우울감 증가, 불안 증세 등을 겪게 된다. 그렇게 점점 몸을 안 쓰는 생활에 익숙해지다가 갑자기 큰 활동을 하면 몸에 무리가 가서 통증이나 부상을 당할 수 있다. 이때부터 많은 사람들은 해결하고자 헬스를 등록하고 PT를 결제한다. 너무 늦게 시작하면 올라가는 시간 또한 늦어질 수 있다. 최대한 빠르게 몸을 사용하는 정상 컨디션으로 올라와야 한다.

PT를 시작하더라도 안 쓰던 몸을 갑자기 무리해서 올라가긴 어렵다. 어느 정도 단계와 난이도를 조절해서 천천히 올라가야 한다. 운동 신경이 있는 회원이라면 남들보다 빠르게 성장해서 체력과 근력 향상이 빠르지만 그렇지 못한 회원은 더 많은 시간을 투자해야 한다. 그리고 현대인들은 체력과 더불어 유연성까지 짧아지고 있다. 근육의 길이가 정상 범위보다 너무 짧아서 운동 동작이 안 나오는 경우가 흔하다. 너무 긴장하는 생활에 익숙해져서 몸에 힘을 빼는 능력 또한 길러줘야 한다. 몸을 안쓰다 보니 정상으로 몸을 쓰는 것도 까먹고 있다.

그래서 몸을 쓰는 방법에 대한 설명을 추가로 알려주고 있다. 회원의 이야기를 듣다 보니 중학교, 고등학교에서조차 체육 시간에 운동을 거의 안 하고 공부를 한다고 한다. 어려서부터 해보았던 운동 경험은 나이가 들어서도 그 능력을 발휘한다. 꼭 엘리트 체육인만 운동해야 하는 것이 아니다. 어려서부터 몸을 사용하는 많은 스포츠를 경험하는 것이 필요하다. 사람의 몸은 사용하면 할수록 강해지고 튼튼해진다.

골밀도와 골다공증에도 근력 운동을 하라고 조언하는 의사가 많다. 실제로 PT 회원들 대부분이 근력 운동을 통해서 운동을 한 결과 건강검진을 통해서 보니 골밀도와 골다공증이 올라가고 호전되었다. 너무 과하게 운동하면 몸이 오버트레이닝이 되어서 문제가 될 수 있다고 하지만 그 정도의 난이도 있는 고강도 훈련은 전문 운동선수들에게나 해당되는 이야기이다. 일반 사람에게 꾸준한 운동은 큰 문제가 없다. 작은 이야기를 확대하여 해석할 필요는 없다.

쉬고 싶어서 운동하는 사람은 많다. 운동을 하다 보면 근육통이 생긴다. 그런 근육통을 갖고 있으면 쉴 때 더 편하게 쉴 수 있다. 그리고 그런 휴식은 내 몸에 도움이 되기 때문에 휴식도 더 알차게 보낸다. 마음에서도 낭비라고 생각하지 않는다. 그렇기에 더 편하게 휴식을 취할 수 있다.

"피할 수 없으면 즐겨라."

– 로버트 엘리엇

사람에게는 운동이 꼭 필요하다. 그리고 나이가 들면 들수록 삶을 유지하기 위해서 근육 손실을 보존해야 한다. 그렇게 근력 운동을 필수로 해야 한다. 피할 수 없다면 즐겨보자. 몸도 아프고 괴로울 수 있지만 아픔은 한순간이고 어느 순간으로 올라오면 근육통도 많이 오지 않는 위치로 올라온다. 운동에 시간을 투자하고 억지로라도 해야 한다. 그것이 건강으로 가는 지름길이다.

각종 장기들이 말을 한다면?

혹시 이런 상상을 해본 적이 있는가? '각종 장기들이 말을 한다면?' 여기서 말하는 장기란 인체 안에 있는 심장, 간, 췌장, 위, 뇌이다. 몸 안에 있는 장기들이 우리와 의사소통이 가능하다면 사람은 어떻게 될까? 아마도 건강한 사람들만 가득할 것이다. 병원도 필요가 없고 의사도 필요 없다. 약도 필요 없다. 이미 어디가 문제인지 알고 있기 때문이다.

진단을 받아야 하는 기계도 필요 없으며 건강기능식품도 없어도 된다. 그저 건강한 음식을 올바른 시간에 적당량을 먹으면 된다. 너무 과한 음식과 독성이 가득한 음식을 먹는다면 위에서 엄청 뭐라고 할 것이다. 그리고 소화를 거부하거나 다시 위로 올려보내서 구토를 하게 만들 것이다. 장기들과 소통이 되면 먹는 시간도 일정하게 유지할 수 있다. 이미 과도하게 대장이 움직이고 있는데 계속 먹을 것이 들어오면 대장이 조금 있다가 소화하고 나서 보내라고 이야기할 것이다. 그렇게 소통을 하면서 조절할 수 있다.

하지만 아쉽게도 우리는 장기와 소통할 수 없다. 그렇기에 몸에서 어디가 문제가 될지 모른다. 어떤 장기는 과도한 업무로 인해서 수명이 다하기 직전까지 조용히 있다가 문제가 터질 때가 오면 그때는 이미 시한

부 판정을 받게 된다. 그렇기에 사람의 몸은 너무나도 신비롭지만 또한 알 수 없기에 예방이 너무나도 중요하다.

생각해 보자. 몸에 도움이 되는 음식을 먹으면 사람의 몸은 에너지로 가득 차서 올바른 활동을 하며 건강해진 몸으로 오래 유지할 수 있다. 하지만 몸에 도움이 되지 않는 나쁜 음식을 먹는다면 당연히 몸 안에 있는 각종 장기들은 서서히 망가지기 시작한다. 이건 시간문제다. 많은 사람들이 발암물질에 대해서 경각심을 가지고 있지만 정말 그것을 멈추려고 하지 않는다.

사람의 몸은 한계가 명확하다. 무한정으로 몸 안의 독성을 감당할 수 없다. 체내에 독성을 과도하게 집어넣으면서 운동으로 독성을 배출하지도 않고 몸을 그대로 방치하다 보니 몸 안에서는 살기 위해서 몸을 부풀린다. 그렇게 뼈의 밀도는 약해지고 근육은 점점 사라진다. 몸에서 받쳐줘야 하는 뼈대가 하나씩 사라지다 보니 체형이 뒤틀리고 말린다.

그렇게 몸에 변화가 생기면서 '거북목'과 '척추 측만', '라운드 숄더' 같은 현상이 발생한다. 복부의 내장지방은 점점 커지고 등살은 점점 튀어나오고 무릎과 골반 같은 관절은 시큰거리면서 통증이 생기기 시작한다. 아마 근육이 말을 할 수 있다면 매일 자신을 단련해야 한다고 말할 것이다. 안 그러면 뼈가 위험하다고 매일 같이 경고를 할 것이다.

이유 없는 병은 없다

더 이상 운동을 미루지 말자. 운동은 몇 년 안 하다가 몇 개월 반짝하고 다시 안 하는 그런 가벼운 것이 아니다. 밥을 먹듯이 매일매일 꾸준히 해야 하는 생활 습관이다. 근육과 각종 장기들이 말을 못 해서 그렇지 말을 할 수 있다면 매일 혼날 수 있다. 자신의 몸을 더 신경 쓰고 관리를 하자. 자신의 몸은 자신이 더 잘 안다. 내 몸이 이야기하는 소리를 들어보려고 노력해 보자. 어디가 아프다면 바로 병원부터 가지 말고 왜 아픈지 그전에 무엇을 먹었는지 한번 곰곰이 생각하는 습관을 만들어보자.

이유 없는 병은 없다. 문제가 터졌다면 그전부터 많은 몸의 신호가 있었을 것이다. 그것을 다 무시했기 때문에 질병이 온 것이다. 운동을 하다 보면 신경계가 살아나서 평소보다 더 많은 느낌이 생긴다. 그래서 몸에 대한 감각이 운동하기 전보다 더 살아난다. 그렇기 때문에 운동을 안 한 사람보다 몸에 대화를 더 깊이 나눌 수 있다. 장기는 말을 하진 못하지만 신호를 보낼 수는 있다. 그런 신호를 잠잠히 명상하면서 생각을 해보자. 그런 다음 원인을 찾고 병원에 가서 치료를 받은 후에 그런 행동을 하지 않는 것이다.

그렇게 생각을 안 하고 그냥 아무 생각 없이 살다가 문제가 터지면 병원에 가는 습관이 생긴다면 나중에는 약과 약물도 통하지 않을 수 있다. 몸이 약에 내성이 생긴 것이다. 일단 자신의 몸과 생활 습관을 점검하고 변화를 하는 1차 방어를 해야 한다. 몸의 문제 중 거의 대부분이 이 상태에서 해결된다. 자신의 몸을 더 소중하게 생각하고 하나뿐인 나의 몸에 좋은 것을 선물하자. 입에 쓴 약이 몸에 좋다고 한다. 운동으로 근육이 손상되면 나중에 더 크게 성장해서 회복을 한다. 그렇게 근육은 더 전보다 좋아진다.

우리의 몸은 절대로 단순하지 않다. 1+1=2가 아니다. 1+1=3, 4, 5 다양한 숫자가 될 수 있다. 하지만 하나 확실한 건 있다. 바로 운동이다. 운동은 확실하게 더하기, 빼기로 이루어진다. 하면 할수록 더하면 되고 안하면 빼면 된다. 그렇게 건강과 다이어트를 하고 싶다면 운동의 시간과 질을 늘리면 된다. 아주 간단한 이야기이다. 하지만 말이 쉽지 그것을 행동하기까지 마음먹는 것은 너무나도 많은 시간이 필요하다. 이해하지만 실행도 빠르게 해야 한다. 너무 늦어지면 운동을 더 하고 싶어도 못하는 시기가 온다. 하고자 한다면 바로 해보자.

멀티태스킹은 없다 한 번에 한 가지씩

> "곧 위에 비교하면 족하지 못하나, 아래에 비교하면 남음이 있다."
>
> — 명심보감

급할수록 천천히

많은 사람이 PT를 받으면 단기간에 엄청나게 많은 변화가 있을 것으로 생각하며 등록을 한다. 하지만 모든 사람이 급격한 성장을 이룰 순 없다. 등록 전에 준비가 되어 있는 사람이 더 많은 변화가 있다. 많은 목표를 가지고 등록을 하며 수업을 하지만 시간이 지나면서 점점 더 단순하게 변한다. 일단 목표가 크고 다양한 것은 좋다. 하지만 변화를 위해서는 조금 더 단순하고 한 가지에 집중하는 것이 필요하다.

다이어트도 하고 싶고 체형도 교정하고 싶고 재활로 통증도 완화하고 싶은 다양한 마음은 이해하지만 세상에 두 마리 토끼를 잡는 경우는 없다. 한 번에 한 가지씩 빠르게 해결하고 나서 다른 것을 도전하는 것이 좋다. 멀티태스킹이라는 능력이 있다. 멀티태스킹이란 한 번에 2가지 이상의 일을 동시에 처리하는 것이다. 하지만 사람은 실제로 멀티태스킹을 할 수 없다. 인간의 뇌는 한 가지 문제만 처리하도록 설계되어 있다. 그래서 멀티태스킹을 하는 것이 아닌 한 가지의 일을 빠르게 처리하고 다른 것을 처리하는 것이다.

사람의 집중력도 이와 같다. 다이어트와 체형교정을 원한다면 우선 다이어트에 초점을 맞춰서 어느 정도 다이어트를 해서 체지방을 감량하고 나서 체형교정을 하면 더 빠르게 변화를 시킬 수 있다. 지방이 너무 많다면 체형이 육안으로 보이지 않기 때문에 교정운동을 진행하기가 어렵다. 그래서 체형교정에서 필요한 몸은 지방이 없는 마른 몸이 더 빠르게 교정을 할 수 있다.

트레이너가 생각하는 Need 회원이 생각하는 Want

더 앞으로 나아가기 위해서 때로는 일보 후퇴 이보 전진하는 자세가 필요하다. 내가 원하는 것을 우선적으로 내려놓고 담당 트레이너가 원하는 것에 맞춰서 운동을 진행하는 것을 따라가 보자. 아마도 담당 트레이너가 보았을 때 기초체력과 유연성 약화 그리고 운동 수행 능력이 없기 때문에 기본적인 체력훈련을 진행할 가능성이 매우 크다.

그럴 때 자신은 더 많은 것을 할 수 있는데 하면서 답답해하지 말고 조금 여유로운 마음으로 일보 후퇴 이보 전진하는 심정으로 몸이 적응하는 시간을 기다려줘야 한다. 더 빠르게 변화를 하고 싶은 마음에 자신의 적절한 강도를 무시하고 과한 트레이닝을 받게 된다면 바로 크고 작은 부상을 당할 수 있다. 그렇게 부상을 당하면 운동을 당분간 못하는 것을 넘어 지금까지 했던 운동 수행과 근력 상승의 효과가 줄어드는 시간을 가지게 된다.

남들이 하는 것에 따라 하지 말고 자신의 페이스대로 꾸준하게 운동할 때 변화는 찾아온다. 자신이 부족하다면 어디가 부족한지 깨닫고 약점을 강점으로 바꾸는 훈련을 매일 해야 한다. 운동에서 시간과 노력을 투자한다면 절대로 안 되는 것은 없다. 어느 정도 올라올 수 있다.

헬스 트레이너는 담당하는 PT 회원의 몸을 볼 때 장점뿐만 아니라 약점도 본다. 그리고 그런 약점을 보완하기 위해서 조금 더 시간을 할애한다. 장점은 혼자서도 잘하기 때문에 혼자서 운동하기 힘든 약점인 부위를 좀 더 신경 써서 트레이닝을 해준다. 그래서 PT를 받으면 힘이 드는 것이다. 혼자서 운동하기 힘든 것을 시켜주기 때문에 그리고 트레이너가 옆에 있기 때문에 조금은 더 무거운 것을 들고 운동을 한다. 억지로 하더라도 꾸준히 하다 보면 언젠가 몸은 바뀌고 변화한다.

변화가 필요한 시간 12주

운동에서 가장 중요한 것은 '기다림'과 '작은 성공'이다. 우선 작은 성공을 할 때까지 기다려보자. 운동을 하면 무조건 변화가 온다. 그것이 좋은 변화인지 나쁜 변화인지는 운동을 한 후에 나타난다. 올바른 자세로 운동을 할 때 좋은 변화가 나타나고 나쁜 자세로 하다 보면 나쁜 변화가 온다. 올바른 자세로 정확한 자극을 받았을 때 우리 몸에서는 작은 성공으로 변화가 찾아온다. 이런 변화를 한번 느끼면 그다음부터는 열정이 생겨서 남들이 뭐라고 해도 적극적으로 운동을 하며 운동에 시간을 투자한다.

어설프게 1~2달 해보고 PT 수업 이외에 개인 운동도 안 하고 그냥 시간만 보내다가 끝나면 절대로 변화를 가져올 수 없다. 적어도 3개월 이상 꾸준한 운동으로 몸의 변화를 겪어봐야 한다. 작은 성공이 당신의 열정을 불어넣어 줄 것이다. PT 수업을 하다 보면 회원과 이런저런 이야기를 하게 된다. 그중 1년에 한 번씩 건강검진을 받는 날이면 많은 회원이 1~2주 전쯤에 운동을 바짝 열심히 하게 된다. 그리고 검사를 받고 나서 어떤 회원은 웃으며 행복해하고 어떤 회원은 그동안 너무 안일하게 운동과 식단을 했다며 반성한다.

그중 열심히 운동을 한 M 회원의 이야기다. M 회원은 콜레스테롤은 높고 골밀도가 낮았다. 그래서 병원에서는 다음 결과에서 더 악화되거나 심해지면 이제 약을 먹어야 한다며 식단과 운동을 더 하라고 권했다. 그래서 그 결과를 나도 듣고 운동을 열심히 시켰다. 그리고 6개월이 지난 후에 다시 검사를 했는데 열심히 했던 보람이 있었다. 콜레스테롤 수치가 정상 범위로 돌아왔고 골밀도도 향상이 되어서 더 이상 크게 신경을 안 써도 된다고 했다.

그동안 그 문제로 인해 회원이 너무 스트레스를 받는 것을 옆에서 보면서 안타까웠는데 이렇게 좋아지고 나서 행복한 얼굴로 이야기를 하니 나도 덩달아 기분이 좋아졌다. 운동을 통해서 몸의 안 쓰는 부위가 좋아지고 더욱 건강해질 수 있다. 운동은 만병통치약이다. 자신의 몸 상태를 정확히 알고 조금 더 높은 곳에 올라가려고 꾸준하게 노력한다면 무조건 변화할 수 있다. 자신을 믿고 당당하게 운동을 해보자. 오늘 운동할 양을 내일로 미루지 말고 핑계 대지 말고 무슨 일이 있더라도 운동을 하고 자는 습관을 만들어보자.

최고 중량을 할 수 있다는 믿음

사람의 몸은 신기하게도 못한다고 생각을 하면 진짜 할 수 있는 것도 못한다. 하지만 할 수 있다고 마음먹고 조금이라도 하다 보면 에너지가 점점 생겨서 더 많은 운동을 할 수 있다. 신기한 게 수업 전에는 컨디션이 너무 힘들어서 운동을 못하겠다고 하던 회원에게 가볍게 운동을 진행하니 20~30분 뒤에는 컨디션이 좋아져서 처음보다 더 많은 중량으로 운동을 시켰던 적이 한두 번이 아니다. 그리고 조금 더 마인드 컨트롤을 시키면 그날 최고중량도 도전할 수 있다.

어떻게 마음먹기에 따라서 다르다. 약하게 마음먹지 말고 강하게 마음먹어보자. 세상에 절대로 안 되는 일은 없다. 조금씩 목표한 곳을 바라보면서 걷다 보면 어느새 큰 목표를 이루는 자신을 발견할 것이다. 육상에서 '멀리뛰기'라는 종목이 있다. 이 종목은 러닝 스타트에서 가능한 한 멀리 점프를 해서 지정된 모래밭에 착지하는 것이다.

남자 선수와 여자 선수의 세계 기록은 차이가 있지만 일반 성인이 흉내조차 낼 수 없을 만큼의 길이로 뛴다. 남자 멀리뛰기 세계 기록은 8.95m이고 여자 멀리뛰기 세계 기록은 7.52m이다. 이렇게 멀리뛰기를 잘하기 위해서는 뛰는 도약 지점에서부터 멀리 있는 활주로가 필요하다. 높이뛰기의 기본적인 활주로의 길이는 40~50m이다. 이렇게 멀리 있는 활주로를 이용해서 가속도를 붙어야 8m의 긴 거리를 뛸 수 있다.

자신이 정한 목표를 구체적으로 빠르기와 거리를 정해야 한다. 그것에 맞게 활주로의 길이를 설정하고 뛰기 전에 런 업으로 빠르기를 설정한다. 2m의 멀리뛰기 목표를 가지고 있다면 활주로의 길이는 20m면 충분하다. 그보다 안 걸릴 수도 있다. 목표는 5m인데 활주로의 길이가 10m라면 실패할 가능성이 크다. 멀리 가기 위해서는 그만큼의 긴 준비가 필요하다.

복근은 30,000번 운동해야 만들어진다

많은 회원들이 자신은 조금 노력하고 PT를 받으니 더 멀리 많이 갈 것으로 생각한다. 물론 어느 정도 더 빠르게 멀리 갈 순 있다. 하지만 헬스 트레이너가 대신 뛰어줄 순 없다. 자신의 몸은 자신이 결국 움직이는 양에 따라서 달라진다. 7kg 지방 감량과 2kg 근육 증가를 목표로 한다면 적어도 10kg 지방 감량과 5kg 근육 증가의 노력을 해야 한다. 생각보다 사람의 몸은 쉽게 변화하지 않는다. 자신의 기량에 한계를 계속 경험해야 아주 조금 변화를 한다.

쉽게 몸이 변화될 것이라고 생각한 PT 회원이 많이 있다. 하지만 진짜 웨이트트레이닝의 세계와 몸의 현실에 대해서 알려주고 운동을 시키면 모두 다 말도 안 된다며 당황한다. 아쉽지만 실제다. 몸이 쉽게 변했다면 6개월, 1년 단위로 헬스장 등록을 하는 것은 다 없어질 것이다. 1개월, 3개월만으로도 충분히 몸을 만든다면 헬스 트레이너라는 직업도 없어질 수 있다. 하지만 몸은 쉽게 변하지 않는다. 복근을 정확히 만들려면 적어도 30,000번의 운동을 해야 만들 수 있다.

시간을 투자하고 올바른 자세로 무거운 중량을 다루고 계속 시도를 해도 몸이 좋아질까 말까이다. 한 번에 모든 것이 바뀔 순 없다. 멀리뛰기 선수가 자신이 먹고 싶은 대로 먹고 쉬면 과연 멀리 뛸 수 있을까? 아마도 힘들 것이다. 멀리뛰기 선수는 멀리뛰기 위해서 체중 관리를 하고 하체의 폭발적인 근력을 위해서 끊임없이 강도 있는 웨이트트레이닝을 하고 몸 관리를 할 것이다. 모든 사람이 운동선수가 될 순 없지만 각자의 삶에 맞는 건강한 몸은 필요하다.

운동에 방향을 잘 설정하고 그에 맞게 활주로를 개척하자. 그리고 목표한 지점을 바라보며 멀리 뛸 수 있는 준비를 하자. 활주로 중간에 작은 성공을 마련하고 그에 맞는 보상을 자신에게 주며 마지막 도약을 하면서 자신이 목표한 지점에 도착을 하자. 그렇게 몸은 변화가 있을 것이다. 준비가 된 상황이라면 더 빠르게 나아갈 수 있다.

최고의 운동법은 없다

> "활력을 유지하십시오. 건강이 없는 삶은 물 없는 강과 같습니다."
>
> — 막심 라가세

자신에게 맞는 운동 루틴이 있다

운동의 방법은 다양하다. 세상에는 다양한 운동법이 있다. 특정 연예인이 몇 개의 동작으로 몸을 변화시켰다고 SNS에 올리면 사람들은 마치 그것만 하면 다 빠진다고 생각하면서 유행처럼 번진다. 하지만 모든 사람이 그 연예인처럼 몸을 변화시킬 수가 없다. 자신에게 맞는 운동과 루틴이 다르기 때문이다. 운동의 동작은 무궁무진하다. 조금만 각도를 다르게 해도 전혀 다른 운동이 되는 것이 웨이트트레이닝이다.

특히 맨몸 운동, 덤벨, 바벨을 활용한 운동에서 크게 보면 '기본 운동'과 '변형 운동'으로 나눈다. 기본 운동은 예전부터 많은 사람들이 했던 것으로 기본에 충실한 운동이다. 이것은 시대가 아무리 변하고 좋아져도 변하지 않는다. 하지만 변형 운동은 시대 맞게 유행처럼 변한다. 나는 변하지 않는 기본 운동을 정확히 배우고 나서 변형 운동을 하라고 권한다.

기본만 잘해도 변형에 대한 이해도가 높아진다. 헬스장에 가면 여러 가지 기구가 있다. 간혹 회원이 와서 이건 어디 운동이냐고 물어보곤 하는데 그럴 때 설명과 더불어 직접 보여준다. 동작을 하다 보면 한 부위가 뜨겁게 올라온다. 그러면 그곳이 운동해야 하는 부위다. 나도 다른 헬스장에 가면 처음 보는 기구가 있다. 그럴 때는 한번 해보면서 체험을 한다. 그리고 어디가 자극이 오는지 또한 어떻게 움직이는지 확인을 하면 대부분 정확하게 맞출 수 있다.

내가 대단해서가 아니라 기본을 잘 알기 때문이다. 웨이트트레이닝은 근육의 수축과 이완을 하는 근력 운동이다. 그렇기 때문에 인체의 근육을 알면 동작에서 어디 운동이 되는지 정확하게 알 수 있다. 나는 회원들도 간단한 근육 해부학은 알아야 한다고 생각한다.

요즘에는 알기 원하면 SNS에서 다양한 근육 해부학의 설명을 찾을 수 있다. 꼭 유료 강의를 들을 필요가 없다. 무료로 나오는 정보도 많이 있다. 근육에 대해서 공부를 한다면 어떤 운동을 해도 어디 부위가 운동이 되는지 알 수 있다. 더 나아가 평생 헬스만 할 수는 없다. 다른 구기종목과 여러 가지 스포츠를 하게 될 텐데 그럴 때 다양한 스포츠를 하면서 그 다음 날 근육통이 오는 부위를 중점으로 헬스장에 가서 그 부위만 집중적으로 트레이닝을 해주면 다음에 다시 그 스포츠를 할 때 전보다는 훨씬 더 좋은 기량을 보여줄 수 있다. 이렇게 조금씩 성장해 나가는 것이다.

기본에 충실하자

건강한 삶을 살기 위해서는 활력이 있어야 한다. 자신에게 주어진 인생이라는 시간 속에서 조금이라도 건강하고 튼튼하게 살기 위해서는 근력 운동을 해야 한다. 근력 운동에서도 기본에 충실하자. 기본만 열심히 노력하고 트레이닝을 하면 변형과 다른 스포츠에서도 큰 두각을 나타낼 것이다. 최고의 운동법은 없다. 기본이 전부다. 기본적인 운동만으로 큰 변화를 이끌어 낼 수 있다. 그렇기 위해서는 끈기와 열정이 있어야 한다.

절대로 쉽게 포기해서는 안 된다. 조금 해보고 힘들다고 포기하면 기본을 익힐 수 없다. 힘들게 얻은 운동 수행 능력은 절대로 없어지지 않는다. 몸은 기억하고 있다. 그런 상태에서 조금 쉬었다가 다시 돌아와도 그 기억은 남아 있기 때문에 다시 운동을 시작해도 처음 몇 개월만 힘들지 나중에는 잘 적응해서 날아다닐 수 있다.

헬스에서의 기본은 덤벨과 바벨을 활용한 '프리웨이트'이다. 머신으로 운동하는 것도 좋지만 더욱 중요한 것이 프리웨이트이다. 헬스장에서 몸이 좋은 사람들은 머신보다 덤벨과 바벨이 있는 곳에 많이 있는 이유가 기본에 충실하기 때문이다.

나와 PT 수업하는 회원에게는 모두 각자의 루틴이 있다. 기본적으로 모두에게 만들어준 루틴도 있지만 각각의 회원에게 준 루틴도 있다. 그런 기본에 충실한 루틴이 모여서 체력이 높아지고 더 건강해진 모습으로 변할 수 있다. 수업 중에서 기본기를 익히기 위해 팔굽혀펴기와 스쿼트를 200개씩 하는 날이 있다. 이런 날은 회원에게 할 수 있다는 성공 자신감과 또 다른 에너지를 주기 위한 것이며 더 높은 체력을 향상시키기 위한 트레이닝 방법이다.

나와 수업을 오래 진행한 회원에게는 무조건 경험시킨 기본기 수업이다. 수업 내용은 똑같지만 여러 가지의 회원의 피드백이 나온다. 어떤 회원은 너무 지겹다며 이걸 왜 이렇게 계속하느냐고 따지는 회원도 있고, 어떤 회원은 근육통에 너무 아프다고 이제 이거 안 하고 다른 거 하자는 회원도 있고, 어떤 회원은 힘들지만 그래도 한번 해보겠다고 묵묵하게 이 악물고 하는 회원이 있다. 모든 회원에게 똑같은 운동을 시키지만 나중에 결과는 비슷하다.

체력이 올라가고 근지구력이 향상됨에 따라 근력이 올라가서 다른 운동 또한 잘하게 된다. 하지만 여기서 내가 이야기하고 싶은 것은 '시간'이다. 불평불만 하는 회원에게는 운동의 올바른 마인드를 각인시키기 위해서 정신교육을 해야 한다.

그렇게 왜 운동을 하는지, 이것을 하면 어떤 효과가 있는지, 지금 왜 이것을 해야 하는지 등등 일일이 하나씩 설명을 해야 하기에 운동 시간이 늘어난다. 모든 것을 이해시키고 설명을 하면 수업 시간 안에 운동을 많이 할 순 없다. 그래서 비효율적으로 시간이 늘어난다. 하지만 해야 하는 원인을 알고 변화하고자 하는 의지가 있는 회원은 트레이너의 말에 아무 말도 안 한다. 그냥 시키면 한다. 묵묵하게 오늘 해야 하는 운동량에 충실하게 도달한다. 그렇게 누구보다 빠르게 몸이 변화하며 바뀐다.

PT는 운동하는 시간이다

PT 수업을 하면서 느낀 점은 운동을 배우러 왔으면 운동에 집중해 보자. 자신이 지금까지 배운 것은 내려놓고 담당 트레이너의 새로운 지식과 지혜를 경험하기 위해서 경청하며 배워보자. 한번 그린 그림 위에 새로운 그림을 그릴 수 없다. 담당 트레이너가 바뀐다면 지금까지 배웠던 것을 잠시 내려놓고 새로운 트레이너의 운동 철학에 귀 기울일 필요가 있다.

굳이 싸우려고 하지 말자. 그리고 너무 많은 토론도 지양하자. 담당 트레이너는 여러분을 더 나은 사람으로 변화시키려는 사람이며 당신을 도와주는 사람이다. 그런 사람과 싸우거나 적을 두면 안 된다. 그것은 여러분의 손해이다. 모든 것에 이유를 묻지 말고 정말 이해가 안 되는 내용만 물어보자. 그래서 나의 수업에서는 쉬는 시간만이 유일하게 대화할 수 있는 시간이다. 그 외의 시간은 철저하게 운동에만 집중한다.

PT 시간은 운동하러 온 시간이다. 그렇기 때문에 운동을 더 집중해서 해야 한다. 설명과 이론수업이 너무 과하면 운동하는 시간이 없어진다.

그래서 나는 이론에 대한 설명은 블로그와 유튜브로 대신하고 만나서는 최대한 운동에만 집중한다. 하지만 운동 초보자들에게 필요한 것이 있다. 바로 운동에 대한 열정이다. 이것을 나는 불로 표현하겠다. 운동 초보자들은 불이 너무 약하고 작다. 조금만 바람이 불면 바로 꺼져서 운동을 더 이상 안 한다.

그래서 운동에 관심과 흥미를 느끼기 위해서 운동 초반에는 강도도 약하게 하고 설명도 많이 한다. 그리고 열정을 넣어주기 위해서 이런저런 자극되는 이야기를 많이 해준다. 그렇게 불에 장작을 넣어주면서 더 커질 수 있게 노력한다. 그렇게 하루하루 수업하면서 지내다 보면 약했던 불이 큰불로 바뀐다. 그러면 그때는 더 이상 장작을 넣지 않고 바람만 준다. 여기서 바람은 운동이다. 더 무겁게 더 많이 운동을 할 수 있게 옆에서 지도하며 도와주면 그때 서서히 몸은 변화가 시작된다.

몸 전체에 자극을 주어라

"지금이야말로 일할 때다. 지금이야말로 싸울 때다. 지금이야말로 나를 더 훌륭한 사람으로 만들 때다. 오늘 그것을 못하면 내일 그것을 할 수 있는가."

― 토마스 아켐피스

이제 여기까지 읽었다면 그런 생각이 들 것이다. '이제 진짜 운동을 해서 몸을 변화해 봐야지!' 근력 운동과 다이어트를 잘하기 위해서는 '전신운동'을 잘해야 한다. 한 부위를 집중해서 운동하는 방법도 좋지만 바쁜 현대사회에서 초보자들이 더 효과적으로 운동하기 위해서는 한번 운동할 때 많은 부위에 힘이 들어가는 운동 위주로 해야 한다.

몸 전체에 자극을 주어야 한다. 전신운동을 꾸준히 하면 몸 전체적으로 강해지고 체력이 빠르게 올라간다. 3개월 정도만 이렇게 전신운동을 하면 운동하기 전보다 훨씬 가벼운 몸을 경험할 것이다. 운동을 해야 하는 생각을 했다면 더 이상 미루지 말자. 바로 지금. 오늘 해야 한다. 하려고 했다면 반드시 해야 한다. 미루기만 해서는 원하는 결과를 절대로 가져올 수 없다. 한번에 마음을 단단히 먹고 바꿔야 한다. 운동에 있어서 조금씩은 있을 수 있지만 안 하는 건 있을 수 없다.

운동은 매일 조금이라도 꾸준하게 할 때 변화가 찾아온다. 하루 이틀 안 하면 빠르게 나쁜 습관이 생겨서 운동을 한 달 이상 쉴 수 있다. 처음 PT를 받는 회원에게 내가 신경 쓰는 것은 처음 한 달이다. 이때 유의미한 변화를 주어야 앞으로도 변화를 줄 수 있다. 그래서 초반에 그 누구보다 더 집중하며 수업을 한다. 이때 하는 멘트와 수업은 정말 중요하다. 최대한 맞춤 자극제를 주기 위해서 언행에도 무척이나 신경을 쓴다. 초반에 운동하는 습관을 주기 위해서 다양한 방법을 구사하는데 이렇게 아무리 헬스 트레이너가 노력을 해도 변화하고자 하는 의지가 없다면 이건 어쩔 수가 없다.

결과적으로 담당 트레이너가 운동을 대신해줄 순 없기 때문이다. 자신의 노력으로 운동을 해야 변한다. 그렇기 때문에 변화를 가지고 싶다면 오늘 운동을 해보자. 꼭 운동을 시작하면 1~2시간을 해야 할 필요가 없다. 10분, 30분만 운동해도 된다. 더 나아가서 도저히 운동하는 시간이 없다면 3분 만이라도 하면 된다. 운동하는 습관을 매일 들이면 그것이 모여서 큰 변화를 이끌어 낼 수 있다는 것을 나는 경험으로 안다. 매일 100kcal를 운동으로 뺐다면 한 달이면 3,100kcal이고 일 년이면 36,500kcal이다. 작은 칼로리가 모여서 큰 칼로리로 변한다.

운동으로 변화를 만들고자 하는 사람은 자신의 생활을 보면서 어떻게든 방법을 찾아낼 것이고, 변화를 원하지 않고 노력하지 않는 사람은 핑계만 낼 것이다. 변명이나 핑계는 자신에게 나중에 독으로 찾아올 수 있다. 결과적으로 자신의 선택에 대한 책임은 자신에게 있다. 우리는 항상 자신의 선택으로 인한 결과에 책임을 질 수 있어야 한다. 몸 전체에 자극을 주어라. 근력 운동을 하자. 그렇게 오늘 작은 발걸음을 걸어보자. 자신의 꿈을 위해서.

눈바디 다이어트

> "당신이 나무를 오르는 능력으로 물고기를 판단한다면, 당신은 물고기가 능력이 없다고 여기며 평생을 살아갈 것이다."
>
> – 알버트 아인슈타인

'인바디' 보다 중요한 건 '눈바디'

많은 사람이 건강한 몸을 꿈꾼다. 또한 멋있고 아름다운 몸을 만들기 위해서 헬스장에 간다. 헬스장에 가서 제일 먼저 하는 것이 '인바디'이다. 인바디는 체성분 분석 장비다. 미세전류를 이용해서 '근육량'과 '지방량'을 측정한다. 인바디는 기업 이름이지만 많은 사람이 체성분 분석을 인바디로 부르기 때문에 고유명사가 되었다.

인바디를 검사하는 방법은 자신의 키와 몸무게, 나이 그리고 성별을 입력하고 장비에 손과 발을 패드 위에 올려놓고 잡으면 된다. 측정은 대략 1분이 안 걸리는데 이렇게 검사를 하고 나서 체중과 골격근량, 체지방량, 체지방률, 기초대사량, 비만도 등의 정보가 출력된다. 100점 만점에 80점 이상을 건강한 사람으로 분류한다. 이렇게 검사한 내용으로 담당 트레이너와 상담을 하게 된다. 아마도 처음 접한 상황이라면 나쁜 수치에 놀라서 당황할 수 있다.

너무 놀랄 필요는 없다. 이제 바뀌면 된다. 먹는 것을 깨끗한 음식으로 바꾸고 활동량을 더 늘리고 운동도 더 하면 된다. 수업을 하다 보면 인바디에 집착하는 회원이 있다. 종이에 나오는 수치만을 가지고 강박을 가지고 운동을 한다. 이렇게 너무 큰 스트레스를 가지고 운동을 하면 오히려 결과가 안 좋게 나올 수 있다. 내가 말하고 싶은 것은 인바디를 너무 믿어서는 안 된다는 것이다. 말 그대로 인바디는 자신의 몸을 가볍게 측정하는 기계일 뿐이다.

검사까지 1분도 안 걸리는 검사 장비에 너무 많은 스트레스를 받을 필요가 없다. 우리는 더 나아가서 '눈바디'를 믿어야 한다. 아무리 인바디가 좋아도 직접 눈으로 볼 때 몸이 좋지 않다면 이건 문제가 있다. 다른 사람들에게 인바디 종이를 가지고 몸이 좋다고 자랑하러 다닐 것인가? 몸이 좋으면 눈으로 보인다. 실제로 내가 인바디를 1~2분 간격으로 연속해서 3번을 검사했는데 결과는 조금씩 다르게 나왔다. 또한 인바디는 컨디션 유무에 따라서도 검사 결과가 바뀔 수 있다. 컨디션이 좋지 않으면 다리와 하체 주변에 부종이 더 생길 수 있다. 그렇게 수분 보유량이 늘어나서 몸이 더 무거워지고 인바디를 검사해 보면 수치가 나쁘게 나온다.

나는 '인바디가 부정확하다.', '하지말자.'라고 이야기하는 것이 아니다. 너무 맹신하지 말고 눈으로 거울을 보면서 자신의 몸을 체크하는 것이 더욱 중요하다고 강조하는 것이다. 나도 인바디로 나의 몸 상태를 체크한다. 어느 정도 가이드라인이 있는 것은 필요하다. 하지만 너무 집착을 해서 인바디만 맹신하는 회원이 있어서 이렇게 이야기하는 것이다.

당신은 어떤 체형인가요?

체형을 변화시키려면 우선 거울로 자신의 몸을 보아야 한다. 사람들의 몸은 여러 가지로 분류가 된다. 체형을 과일로 비유하자면 애플형 체형, 바나나형 체형, 딸기형 체형, 피어형 체형, 파인애플형 체형 등이 있다. 애플형 체형은 사과 체형으로 상체의 지방이 하체보다 더 많이 발달한 체형이다. 상체가 둥글고 볼륨이 있다. 전체적으로 각이 없고 둥글 거리는 것이 특징이다. 바나나형 체형은 일반적인 체형이다. 상체와 하체의 균형이 좋고 근육 발달도 잘 되어 있다. 운동을 오래 하다 보면 바나나형 체형으로 바뀔 수 있다.

딸기형 체형은 상체보다 하체가 얇고 가늘다. 딸기의 특성상 과일이 크지 않기 때문에 상체도 작고 어깨와 허리가 좁다. 피어형 체형은 배 체형으로 하체가 상체보다 더 발달이 되어 있다. 하체 비만인 사람이 여기에 속한다. 엉덩이와 허벅지가 크고 근육이 더 빠르게 발달할 가능성이 크다. 마지막으로 파인애플형 체형은 어깨와 엉덩이가 넓고 허리가 좁은 형태이다. 상체와 하체의 비율이 높은 특징이 있다. 운동을 더 열심히 하면 아주 좋은 몸이 될 수 있다.

이 밖에도 다양한 과일의 체형이 있다. 거울로 보면서 자신은 어떤 체형인지 확인하고 그것을 변화시키려는 의지를 가져야 한다. 변화하려는 의지가 있다면 이제는 운동을 통해서 변화를 해야 한다. 인바디로 큰 틀을 보았다면 거기에서 원하는 체지방 감소와 골격근량 증가를 목표로 건강한 식습관과 운동을 하면 된다. 어렵지 않다. 하면 된다. 하지만 그것을 하지 않고 그냥 종이만 붙잡고 어떻게 해야 하나 생각만 하기 때문에 변화가 없는 것이다.

인바디 측정 주기

인바디를 검사하려면 나는 최소 1주일에서 최대 1달의 시간을 가지고 측정하라고 권한다. 1주일은 자신이 계획하는 것이 잘 진행되고 있는지 검사하는 시간이다. 주로 혼자서 변화를 주고자 할 때 필요하다. 1주일이 지났지만 인바디 수치가 크게 변하지 않았다면 지금까지 자신이 해온 운동 계획과 식단을 변경해야 한다. PT 수업을 받고 관리를 받는다면 1달 정도의 텀으로 검사를 하는 것이 좋다. 사람의 몸은 쉽게 변하지 않는다.

그렇기 때문에 열심히 노력하는 일련의 시간이 필요하다. 그 시간을 충족하기 위해서 열정을 가지고 꾸준하게 노력하는 시간이 필요한데 1주일에서 2주일 간격으로 검사를 해서 만약 조금이라도 좋게 나온다면 그 즉시 방심하거나 열정이 사라지는 회원을 많이 보았다. 그래서 검사는 되도록 늦게 하는 것이 좋다.

정확하게 다이어트하는 회원은 눈으로 보면서 감량하는 것이 보인다. 만약 감량하는 것이 보이지 않는다면 그것은 열심히 하지 않았을 수 있다. 충분한 시간을 가지고 감량을 했지만 눈에 보이지 않는다면 그것은 몸의 내부가 변해서 그런 것이다. 내장지방이 있다. 내부에 지방이 감량하면 초반 어느 정도는 그것이 보이지 않는다. 하지만 거기에서 멈추지 않고 더 열심히 노력하다 보면 그 이후부터는 눈으로도 보일 정도로 많은 변화가 있다.

내가 잘하는 것 = 강점 트레이닝

물고기에게 나무를 오르는 능력이 있어야 한다고 강요해서는 안 된다. 물고기는 물에서 헤엄치며 살아가는 종이다. 사람은 물속에 살 수 있는 능력이 없지만 물고기는 물속에서 숨을 쉬며 살 수 있다. 각 사람은 저마다 능력치가 다르다. 체형도 다르고 끈기와 열정의 크기도 다르다. 운동을 해야 하는 목적은 비슷할 수 있지만 어떤 능력을 가지고 있는지도 각기 다르다. 남과 비교하지 말고 자신의 강점을 찾아서 운동에도 접목을 하는 것이 필요하다.

어떤 사람이 근육을 오래 쓰는 것을 잘한다면 '근지구력성 훈련'을 근력 훈련의 비율보다 더 높여서 칼로리를 더 태울 수 있다. 또 어떤 사람은 남들보다 힘이 좋다면 '근파워 훈련'을 통해서 개수를 낮추고 더 많은 무게를 도전해서 짧고 굵게 운동을 해서 목표한 칼로리를 감량할 수 있다. 우선 자신이 가지고 있는 강점을 먼저 발견하고 그에 맞는 운동 훈련을 하는 것이 좋다.

억지로 물 밖으로 나갈 필요가 없다. 물고기라면 물 안에서 방법을 찾으면 된다. 강점을 먼저 더 강하게 트레이닝 하면서 조금씩 자신이 약한 부위도 강하게 키우면 금상첨화다. 담당 트레이너는 각각의 회원의 약점을 트레이닝 해준다. 그렇기 때문에 혼자서 훈련을 할 때는 자신의 강점 위주로 훈련을 해도 된다. 약점은 헬스 트레이너가 운동시켜줄 것이다. 먼저 운동에 흥미를 가지고자 자신이 잘하는 것을 많이 해보자. 그렇게 하나씩 하다 보면 어느새 운동에 열정이 생기고 재미가 붙어서 꾸준하게 잘하게 될 것이다. 그렇게 하다 보면 어느 순간 몸은 변해 있고 인바디와 눈바디가 몰라볼 정도로 달라져 있을 것이다.

근막이완술

눈바디 다이어트를 하다 보면 초반에 근육통으로 고생을 한다. 수축 운동을 통해서 근육이 과도하게 짧아진 상태가 될 것이다. 이런 근육통은 짧게는 1~3주 정도면 어느 정도 회복이 된다. 하지만 근막의 수축은 점점 과도하게 짧아져서 통증이 나타날 수 있다. 3개월 이상 운동하다 보면 몸 전체적으로 짧아지고 굳어져서 몸이 찌뿌둥하고 근력도 예전만큼 힘이 세지지도 않는다.

이때 슬럼프가 오거나 운동에 흥미가 떨어질 수 있다. 이때 내가 추천하고 싶은 방법은 '근막이완술'이다. 근막이란 사람의 몸 전체에 있는 얇은 막이다. 전신에 펼쳐 있는 탄력적인 탄성과 형태를 유지해 줄 수 있는 역할을 한다. 흔히 상부 어깨가 굳어져서 만지면 딱딱한 사람들은 상부 어깨의 근막이 매우 짧아진 상태일 수 있다. 사람의 몸은 사용하면 사용할수록 점점 몸이 굳어진다. 그래서 웬만하면 매일 스트레칭과 몸풀기를 해야 한다.

직장에서 학교에서 헬스장에서 긴장을 통해서 근육이 과하게 수축되어 있는 상황을 풀어주고 넘어가야 한다. 매일매일 근육이 수축되어 있는 상태로 긴장하게 두면 언젠가 근육에 문제가 생긴다. 힘이 약해지고 가동범위가 줄어들어서 유연성이 없어진다. 그리고 운동의 자세가 안 나와서 여러 동작을 할 수가 없다. 현대사회에서 근육은 늘어날 수 없는 환경이다. 매일매일 긴장의 연속으로 살기 때문이다.

긴장을 풀어주기 위해서 또한 굳어져 너무 짧아진 근막을 위해서 근막이완술을 배워야 한다. 몸속 깊은 곳의 근막은 어쩔 수 없다고 해도 겉면에 있는 근막은 혼자서도 그리고 손쉽게 할 수도 있다. 근막이완술을 잘하기 위해서 도구가 있어도 좋고 없다면 손가락만 있어도 된다. 도구가 필요하다면 그라스톤이나 괄사 도구 같은 것으로 해도 된다.

먼저 도구가 있다면 그것으로 표면의 근육을 가볍게 늘리면 된다. 웬만하면 근육의 결과 같은 방향으로 밀어야 더 효과가 좋다. 규칙은 근육의 결로 밀면서 중력의 방향으로 위에서 아래로 내려가면 된다. 도구가 없다면 손가락으로 아픈 부위를 만진다. 어느 정도 살을 잡았다면 몸과 반대 방향으로 쭉 잡아당긴다. 너무 세게 땅기면 근육이 아플 수 있으니 적당하게 겉면의 살과 근육을 잡고 늘려준다. 이렇게 아픈 부위 전체적으로 늘려주면 근막이 늘어나서 움직이기도 편하고 근육이 부드러워진다.

근력 운동도 공부가 필요하다

근력 운동을 잘하기 위해서는 근육을 정상으로 만들어 놓는 것이 무엇보다 중요하다. 근막이완술을 통해서 근육을 원래 상태로 되돌려 놓는다면 근력 운동을 더 잘하기 위한 조건이 충족될 수 있다. 근력 운동은 무식하게 힘으로만 해서는 안 된다. 일정 부분 올라가고 나서 그 위로 더 높은 중량에 도전할 때 실패한다면 왜 안 되는지 공부하고 생각해야 한다. 근육이 짧아졌다면 다시 근육을 늘리는 훈련을 하고 근지구력이 부족하다면 근지구력 훈련을 보충해야 한다.

똑똑하게 운동해야 다치지 않는다. 올바른 자세로 운동하는 것을 넘어서 각 사람이 자신에게 필요한 것이 무엇인지 정확하게 판단하고 웨이트 트레이닝을 했으면 좋겠다. 문제가 발생한다면 원인이 반드시 있다. 그 원인을 정확하게 찾는 것이 헬스 트레이너의 역할이자 존재이다. 그리고 그런 문제를 해결하는 방법도 있으니 혼자서 운동을 하다가 막히는 부분이 있다면 트레이너에게 상담을 받아보자. 자신의 몸 상태를 꼼꼼하게 알고 있을수록 더 건강하게 운동을 할 수 있다.

또한 운동을 하면서 다른 사람을 보지 않는 훈련이 되어 있어야 한다. 헬스장에는 많은 사람이 있다. 그런 사람들이 저마다 쉬는 시간에 다른 사람들을 쳐다볼 때 자신은 작은 무게로 운동한다고 창피해하거나 쑥스러워할 필요가 없다. 왜 지금 이 무게로 하는 건지에 대한 명확한 근육의 이해도와 운동 계획이 있다면 충분하다. 남을 의식하지 말고 자신의 운동을 해보자. '인바디'보다 더욱 중요한 것은 '눈바디'이다. 남들에게 인정받는 사람이 되고 싶다면 자신을 소중하게 생각하고 소중한 나에게 건강한 음식과 올바른 운동을 주어서 체력을 단련해야 한다. 그렇게 더 나은 당신이 되기를 희망한다. 끝까지 응원하겠다. 끝까지.

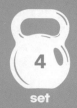

4
set

눈바디 다이어트
실전 워크북

90일 10kg 감량하는 5가지 비법
체형이 변화되는 식사법

90일
10kg 감량하는 5가지 비법

1. 경험의 최대화

운동

> "경험은 우리가 무엇을 배우고 어떻게 성장하는지에 대한 보장이다."
>
> – 존 디우이

운동 프로그램 설정

90일 동안 10kg을 감량하는 비법 중 하나는 '운동'이다. 운동을 많이 해야 한다. 다이어트를 목적으로 기간을 잡고 운동을 할 때 주의해야 하는 것은 너무 다양하게 많은 것을 하지 않는 것이다. '선택'과 '집중'을 해야 한다. 어떤 회원은 3가지 다양한 운동을 하면서 정신없이 시간을 보낸다. 하지만 그렇게 하면 운동의 집중이 떨어진다. 이 기간에 변화하고 싶은 운동 플랜을 설정하고 그것에만 몰입을 해야 한다.

주로 다이어트를 하려면 근육을 성장시키려는 목적으로도 근력 운동을 한다. 이때 운동 프로그램은 한 가지만 설정해서 끝까지 해보자. 근지

구력 트레이닝, 근력 트레이닝, 근 파워 트레이닝 구체적으로 설정하면
된다. 3개월이라는 시간은 매우 짧은 시간이다. 이 기간에 자신이 정한
프로그램에 맞춰서 한번 끝까지 진행해 보자. 중간에 바꾸면 안 된다. 그
러면 배우는 것이 없다. 적어도 근지구력 트레이닝으로 설정해서 3개월
기간을 잡았으면 이것으로 끝까지 노력해서 운동을 해보아야 한다. 무게
를 설정해서 횟수를 설정할 때도 5개, 8개, 10개, 15개, 20개 등등 자신이
정한 루틴대로 끝까지 해보자.

그리고 3개월이 지난 후에 본인의 몸을 보고 이제 다시 다른 방법으로
진행하면 조금씩 성장할 것이다. 경험을 익히기 위해서는 시간이 필요하
다. 2주, 1달 정도 조금 하다가 변화가 안 온다고 다른 프로그램으로 바
꾸는 것은 좋은 습관이 아니다. 끝까지 인내심을 가지고 변화할 때까지
운동을 해보자 조금씩 변화가 올 것이다.

위기를 기회로

2019년 12월 중순부터 시작된 코로나19로 인해서 피트니스 시장에 엄
청난 격동이 생겼다. 회원의 개인 운동이 줄어들었고 지방감량도 예전만
큼 빠르지 못했다. 내가 담당했던 회원들도 줄어든 활동량에 조금씩 지
방이 올라오고 있었다. 위기감을 느낀 나는 새로운 방법을 구상해야 했
다. 그렇게 생각한 것이 유튜브였다. 외출이 안 되니 홈트를 통해서 집에
서 운동을 할 수 있도록 프로그램을 생각하고 구성했다. 그렇게 만든 채

널이 '스다홈트'이다. 스스로 하는 다이어트의 줄임말로 원래는 '스다'로 만 만들었는데 검색을 해보니 일본 사람 유튜브만 나와서 뒤에 홈트를 추가로 넣었다.

이미 홈트 채널이 다양하고 많아 고민이 많았다. 그리고 이 채널을 만든 목적이 내가 관리하는 회원에게 숙제로 시키려고 만들다 보니 무엇보다도 회원이 원하는 것을 듣고 만들어야겠다고 생각했다. 많은 회원의 피드백을 받은 결과 다양한 의견이 있었다.

"너무 길지 않았으면 좋겠어요. 길면 힘들어요."

"집이 협소해서 큰 동작은 어려워요. 그리고 덤벨도 없어요."

회원의 이야기를 듣고 나서 시간에 대한 의견과 소도구를 사용하지 않는 것을 반영했다. 그렇게 탄생한 것이 '스다홈트 100일 챌린지'다. 운동 시간은 3분이다. 100일 동안 하루에 1가지 영상을 보고 운동하면 된다. 한 가지 영상에는 2가지 맨몸 운동이 있다. 그렇게 기획 구상을 하고 동작을 기록했다. 트레이너로서 운동 동작을 생각하는 것은 너무나도 쉽다고 생각해서 200가지 동작은 그냥 하겠지 하면서 적었지만 막상 해보니 88개가 끝이었다.

해외와 국내 자료를 다양하게 수집했다. 그렇게 다 추가했는데도 160개가 한계였다. 그 이후부터는 진짜 덤벨 1kg만 들어도 너무 쉽겠다고 매일 생각했다. 하지만 회원과의 약속이 있기 때문에 창작을 거듭해서 겨우 200개 동작을 만들었다. 만들기만 하면 그냥 저절로 될 줄 알았지만 이건 시작에 불과했다. 이제 촬영을 해야 했다.

경험의 최대화

근무시간이 끝나는 저녁 11시부터 길게는 새벽 3시까지 일주일에 최소 2회는 촬영을 했다. 한번 촬영할 때 적어도 5개는 찍었다. 그렇게 한 달 반 동안 촬영을 하니 5kg이 빠졌다. 사실 이때 회원에게 맨몸 촬영만 해서 다이어트를 하는 것을 보여주겠다고 말했었다. 60일 차를 찍고 나서 5kg이 빠지니 회원들도 성과가 있다고 확신하며 내 영상을 보기 시작했다. 촬영 중후반에는 마스크를 착용하고 운동을 하니 너무 힘들어서 '내가 지금 왜 이러고 있나.' 하며 호흡을 가다듬었던 적이 한두 번이 아니다.

그래도 회원들의 응원을 통해서 끝까지 완수해서 촬영을 했다. 실제로 맨몸 운동을 200가지 동작을 해보고 나니 나 또한 배우는 것이 매우 많았다. 몸의 움직임에 대해서 더 알게 되었고 단순하지만 효과적으로 근육을 얻는 동작도 경험을 통해서 알게 되었다. 회원을 위해서 만든 영상이었지만 나에게도 큰 배움이 있었던 프로젝트였다.

이 이야기를 통해서 내가 전하고 싶은 이야기는 '도전'이다. 사람은 자신이 생각한 틀에 항상 머물러 있다. 그리고 운동을 시키면 다들 불가능하다고 말한다. 하지만 도전하고 노력하면 결국 할 수 있다. 경험의 최대화를 이루어 보자. 많이 경험한 사람은 내공이 있고 깊이가 남들과 다르다. 어떤 것이라도 좋다. 운동을 통해서 변화를 가져 보자. 그렇게 자신감이 생기면 눈빛도 달라진다.

벼룩 효과

스다홈트 100일 챌린지의 영상 속도는 조금 빠르다. 그래서 이 부분에 대해서 회원들의 이야기가 많다. 하지만 나는 다르게 생각한다. 빠르게 될 수 있도록 노력하면 된다. 60대 이상 회원까지는 속도를 줄여서 보라고 하지만 50대 이하 회원에게는 웬만해선 노력을 더 하라고 권한다. 그렇게 노력해서 속도를 따라 왔던 50대 회원이 있었다. 운동에는 나이가 없다. 천장을 자신이 정하면 절대로 그 이상은 뛰어넘을 수가 없다.

벼룩 효과라고 있다. 벼룩은 강력한 뒷다리를 가지고 있다. 한번 점프를 하면 1미터가 넘게 점프를 할 수 있다. 사람으로 비유하면 아파트 약 90층 높이를 뛰어넘는 것이다. 이런 벼룩을 50cm 높이의 병에 담아 놓았다. 병 안에 담긴 벼룩이 열심히 뛰어올랐지만 병뚜껑에 부딪히고 또 부딪혔다. 나중에 병뚜껑을 열어주었지만, 벼룩은 그 병을 뛰어넘지 못했다. 벼룩 자신이 병의 높이를 정하고 그 이상까지 못 뛰어넘을 것이라고 생각해서 그런 것이다.

자신의 한계를 미리 정하지 말자. 수업을 하면서 회원에게 말도 안 되는 개수를 시킬 때가 있다. 200개, 500개, 1000개 회원은 너무 놀라서 당황한다. 절대 불가능하다고 한다. 내가 보기엔 충분히 할 수 있을 것 같다. 그렇게 헬스 트레이너와 회원의 줄다리기가 시작된다. 불가능할 것 같았던 목표가 옆에서 도와주고 자세를 잡아주니 결국 해냈다. 그렇게 목표를 달성하면 회원의 얼굴은 자신감으로 넘친다. 그때 나는 조용히 무게를 올린다. 손은 눈보다 빠르다.

다이어트 약은 부작용이 있다

"당신이 허락한다면 인생은 매우 긍정적인 방식으로 매우 빠르게 변합니다."

— 린지 본

당신의 운동 수행 능력은 가슴에서 나온다. 자신을 믿고 꾸준하게 실천을 해보자. 될 때까지 한다는 마음으로 해보자. 부정적인 생각을 버리고 긍정적인 생각으로 변화하자. 사람의 가능성은 끝이 없다. 목표치는 최대한으로 잡고 그에 맞는 최선을 다할 때 변화가 생긴다. 정직한 땀 한 방울이 건강한 몸을 만드는 것이다. 쉽고 좋은 길은 없다. 쉽게 다이어트 하면 나중에 후폭풍이 오게 된다.

요즘 너무 무서운 일들이 온라인에서 벌어지고 있다. 그리고 점점 회원에게도 그 변화가 나타난다. 그것은 바로 '다이어트 약'이다. 약은 독성이다. 몸 안에 있는 지방이라는 독을 빼기 위해서 독성이 있는 약으로 뺀

다는 것은 어불성설이다. 나중에는 더 큰 부작용이 뒤따른다. 다이어트 약을 함부로 먹어서 나중에 문제가 되는 회원을 여럿 보았다.

부작용이 없이 단시간에 빠르게 지방을 감량해 주는 것은 세상에 아무것도 없다. 철저한 식단 조절과 운동만이 살길이다. 지난 10년 동안 많은 PT 회원과 헬스 트레이너를 보았지만 약을 통해서 다이어트를 잘했던 사람은 못 봤다. 나중에 몸이 나빠져서 병원 치료를 받지 말고 정석대로 운동을 하자. 내가 만든 100일 챌린지의 영상이 왜 3분인지 아는가? 시간이 너무 없어도 하루 3분이 없다고 핑계 대지는 못하기 때문이다.

내가 수업했던 기업체 사장과 회사 임직원 회원도 엄청 바빴지만 3분은 운동했다. 도저히 운동할 시간이 없어서 새벽 6시 30분에 일어나서 3분 운동하고 씻고 출근했다고 한다. 변명과 핑계는 또 다른 지방을 낳는다. 자신의 습관을 바꾸지 못한다면 아무리 약을 먹어도 바뀌지 못한다. 운동은 삶이 다하는 그 날까지 해야 한다. 피할 수 없다면 즐기자. 당신의 마음이 강하게 바뀌도록 응원한다.

2. 인생 최고의 노력

영양

> "당신이 망치를 들고 있다면 모든 문제가 못으로 보일 것이다."
>
> – 에이브러햄 매슬로

다른 몸을 가지고 싶다면 다른 세계로 오라

90일 동안 10kg을 감량하는 두 번째 방법은 '영양'이다. 인생에서 최선을 다해 다이어트를 해본 적이 있는가? 정말 이번에 안 되면 안 된다는 마음으로 해본 적이 있는가? 이번에 한번 제대로 해보자. 그냥 이번에도 평소와 같은 다이어트 말고 진짜 마음을 다해서 도전해 보자. 당신이 다이어트라는 망치를 들고 있으면 끝까지 들고 있자. 포기하지 말고 최선을 다하면 자신 안에 있는 지방이라는 못이 처음엔 작지만 나중에는 점점 크게 보일 것이다.

PT 회원과 수업을 하면서 식단을 점검한다. 주로 말보다는 음식 사진을 더 신뢰하는 편인데 이유는 사람마다 조금의 양이 너무 달라서이다. 어떤 회원은 2인분이 적은 양이고 어떤 회원은 정크푸드가 간식이기 때문이다. 그렇게 사진을 통해서 식단을 보면 답이 나온다. 내가 보면 문제가 너무 보이는데 정작 회원은 잘 모른다. 그리고 왜 지방이 안 빠지냐고 하소연을 한다. 문제는 2가지이다. 음식의 종류와 먹는 양이다.

다이어트를 하려고 마음을 먹었다면 정말 완전히 다른 세상으로 들어가야 한다. 그동안 먹었던 식습관과 생활패턴을 그대로 하면 안 된다. 우리 몸은 다시 돌아오려는 '항상성'으로 인해서 쉽게 변하지 않는다. '항상성'이란 생물이 최적 조건에서 벗어나서 변화를 최소화하고 안정된 상태를 유지하려는 경향을 말한다. 조금만 안 먹어도 쉽게 변화하고 빠지면 큰 문제가 생긴다.

또한 운동을 열심히 하고 식단을 잘하고 있더라도 잠깐 몸무게가 올라갈 수도 있다. 이것도 당연한 반응이다. 내려가는 것과 올라가는 것이 자연스럽게 진행되어야 한다. 계속 쭉쭉 빠지면 안 된다. 그렇게 다이어트를 했다고 빠지기만 한다면 사람은 죽는다. 올바른 다이어트는 이렇다. 그래프로 설명하면 우하향처럼 아래로 빠지면서 점차 올라가면서 내려가는 양이 더 많아지도록 파도와 같이 조금씩 내려가야 한다. 조금 올라갔다고 일희일비하지 말자. 오히려 그때 조금 더 식단과 운동을 통해서 변화를 꿈꿔야 한다.

최고의 건강 식단 : 한식

헬스 트레이너가 PT 회원의 다이어트에서 신경 쓰는 것 중 하나가 먹는 음식이다.

"회원님 우선 면, 빵, 떡, 튀긴 음식은 멀리해주시고요 평소보다 조금씩 덜 먹어볼게요."

라고 이야기한다. 그러면 회원은 뭘 먹느냐고 말한다. 먹을 건 있다. 바로 밥이다. 한식은 최고의 건강한 식사이다. 과거의 한식처럼 먹는 것이 좋다. 잡곡이나 현미가 있는 밥과 다양한 각종 나물과 야채 반찬은 아주 좋다. 그래서 나는 비빔밥을 권장한다. 비빔밥은 최고의 다이어트 음식이다.

물론 밖에서 먹는 경우에 고를 수 있다면 비빔밥이 좋다는 이야기이다. 집에서 조리해서 먹거나 만들어 먹는다면 더 건강하게 먹을 수 있다. 평소에 먹었던 음식 중 '가공식품'과 '정크푸드'는 멀리하자. 쉽게 먹는 것일수록 몸에는 좋지 않을 수 있다. 죽어 있는 음식보다는 살아있는 음식을 먹어야 한다. 채소와 과일을 먹어보자.

과일은 주로 다이어트에 도움이 안 된다고 하지만 내 생각은 다르다. 먹는 양에 따라서 적당한 비타민과 좋은 영양을 공급해 줄 수 있다. 많은 과일은 다이어트에 문제가 될 수 있지만 적당한 과일은 건강에 도움을 준다. 다이어트에서 제일 중요한 것은 무엇이든 소량으로 먹는 습관이다. 주로 아침과 점심에만 과일을 먹는 것이 좋다. 과일을 먹을 때는 과일만 딱 먹는 습관을 기르자. 혼합해서 먹으면 흡수가 느려져서 다이어트를 방해할 수 있다. 과일과 같이 먹을 수 있는 것은 채소뿐이다.

채소는 다이어트에서 정말 중요한 식단이다. 트레이너들이 먹는 식단 중 대부분 닭가슴살 샐러드가 많이 있다. 이유는 닭가슴살의 단백질과 샐러드인 채소를 더 섭취하려는 목적이다. 그래서 나는 뷔페 같은 곳에 가면 제일 먼저 샐러드부터 먹는다. 샐러드를 먹으면 포만감을 느끼기 때문에 소식을 할 수 있다. 그리고 몸속 독소도 제거해 줄 수 있다.

좋은 요리를 만들고 싶다면 가장 먼저 신경 써야 하는 것이 좋은 재료를 선별하는 것이다. 그래서 유명한 호텔에서는 전국 각지에서 가장 좋은 신선한 식재료를 가져오기로 유명하다. 사람 몸도 마찬가지다 건강하고 좋은 몸을 만들고 싶은데 이것저것 몸에도 좋지 않은 것을 자꾸 내 몸에 넣으면 어떻게 될까? 그렇게 나쁜 식재료만 가지고 요리를 한다면 아무리 1등 셰프가 와도 좋은 요리를 만들 수 없을 것이다.

다이어트는 내 몸을 회복하는 시간

건강한 근육과 몸을 만들고 싶다면 예전에 먹던 음식의 종류를 완전히 바꾸자. 하나씩 바꿔서 완전히 변화해 보자. 적어도 자신이 정한 90일만큼 깨끗하고 건강한 음식으로 몸을 만들어보자. 그렇게 만든 몸은 정말 오래 간다. 한 가지 예로 A 회원과 B 회원이 있다. A 회원은 90일 동안 철저하게 클린 음식을 먹으면서 열심히 운동했다. 결국 10kg을 감량했다. B 회원도 90일 동안 운동은 열심히 했지만 2주에 한 번씩 나쁜 치팅데이를 가졌다. 그래도 8kg을 감량했다.

A 회원 B 회원 둘 다 −10kg, −8kg이라는 엄청난 성적을 냈지만 둘의 체형은 너무나도 달랐다. A 회원은 겉으로 볼 때 12~14kg 감량한 것처럼 보이고 주변에서 엄청나게 달라졌다고 칭찬을 들었지만 B 회원은 5kg 빠진 것처럼 보인다고 하며 체형의 변화가 크지 않았다. 사람 몸은 거짓말을 하지 않는다. 끝까지 정직하게 다이어트를 하는 사람의 몸과 체형은 다르다. 어설프게 다이어트를 한 몸은 꼭 표시가 난다. 다이어트 할 때는 제대로 해보자. 어설픈 다이어트 10번보다 정확한 다이어트 1번이 훨씬 좋다.

다이어트는 내 몸을 회복하는 중요한 시간이다. 다시 깨끗하게 몸을 청소하는 시간이다. 그런 귀한 시간을 이상하게 방해하면 안 된다. 청소할 때는 청소도구만 가지고 있으면 된다. 머리부터 발끝까지 청소 용품으로만 가지고 있으면 된다. 다른 것은 필요 없다. 어떻게 하면 청소를 잘할까만 생각하면 된다. 다시 파티하면서 먹을 생각하는 것은 청소를 끝낸 후에 하면 된다. 다이어트를 못하는 사람의 특징 중 하나는 운동을 하면서 먹을 생각만 한다는 것이다.

운동을 할 때는 운동만 집중해야 한다. 먹는 것은 나중에 생각해도 된다. 몸을 청소하는 시간에는 청소만 하자. 편법은 없다. 나쁜 습관은 정리하고 버려야 한다. 방안에 쓰레기를 치워야 비로소 제대로 된 청소를 한 것이다. 지방을 먼저 비우고 나서 음식을 먹어라. 지방을 비우는 중인데 자꾸 음식을 먹으면 다이어트를 할 수 없다.

유방암이 바꾼 식생활의 변화

유방암에 걸려 입원 치료를 받고 완치 후 근력 운동이 필요해서 PT를 받는 회원이 있었다. 수업을 하면서 식단에 대해서 이야기를 했다. 내가 이렇게 물었다.

"회원님 요즘 식단은 어떻게 드세요?"

회원이 대답했다.

"유방암에 걸리기 전에는 먹고 싶은 대로 먹었어요. 매주 2회 이상 피자, 치킨, 떡볶이를 먹었어요. 하지만 항암 치료 이후 매일 샐러드 2회 이상 먹고 브로콜리를 매일 먹고 있어요."

회원의 이야기에 너무 잘하고 있다고 칭찬을 아끼지 않았다.

먹는 것은 정말 중요하다. 지방이 몸 안에 과하게 쌓인 것은 한 달 전에 내가 먹은 음식 때문이다. 먹는 양을 조절하지 않으면 강제로 조절하게 된다. 트레이너의 경고에서 벗어나면 그 뒤는 의사의 경고이다. 이 둘의 경고를 무시한다면 그 뒤는 끔찍한 결과가 기다리고 있다. 내가 먹고 싶은 음식과 몸이 먹고 싶어 하는 음식을 잘 구별하고 선택해야 한다. 다이어트를 한다고 하면 일단 주변에서 유혹을 한다. 그렇게 시험을 하는 것이다. 얼마나 절제력이 있는지 어느 정도 열정이 있는지 국가대표 코치처럼 트레이닝을 한다.

그때 확실하게 분명한 어조로 안 먹는다고 말하고 진짜 안 먹게 되면 주변에서 당신을 다시 보게 될 것이다. 안 보는 것 같아도 다이어트를 제대로 하게 되면 달라진 당신에게 좋은 점수를 매긴다. 그리고 정말 필요하고 중요한 순간에 당신과 이야기를 하고 싶어 한다. 그것이 좋은 기회가 될 수 있다. '하나를 보면 열을 안다.'라는 옛이야기는 틀린 말이 아니다. 당신 주변의 사람들은 당신의 변화를 눈여겨본다. 당신을 통해서 주변 사람 30명이 자극을 받고 5명의 사람이 다이어트 도전을 한다. 한 사람의 뜨거운 다이어트 열풍이 주변인에게도 확대되는 것이다. 이런 상황은 나는 수없이도 보았다. 확실하게 다이어트할지 이번에도 대충할지 선택은 당신의 몫이다.

3. 잘 쉬고, 잘 싸고, 잘 자고

휴식

"휴식은 우리가 더 나은 사람이 되도록 돕는다."

— 제롬 쿠니

충전 중, 건드리지 마시오

90일 동안 10kg을 감량하는 세 번째 방법은 '휴식'이다. 휴식만 잘해도 다이어트의 기본은 할 수 있다. 우리 몸은 핸드폰 배터리와 같다. 사용했으면 다시 충전해야 한다. 사용만 하고 충전을 안 해주면 방전이 되거나 기기가 고장이 난다. 인간에게 휴식이란 재충전하는 시간이다. 아무리 급해도 충전을 하는 시간은 꼭 필요하다.

충전을 하면 그대로 기다려줘야 한다. 핸드폰을 충전하면서 기기를 사용하면 사람의 몸에 나쁜 영향이 있을 수 있다. 일반적으로 핸드폰을 사용하는 것보다 300배 더 많은 전자파가 발생해서 몸속 미세 염증을 유발할 수 있다. 또한 인간의 면역 체계 조절과 숙면을 방해하고 피로를 더 빠르게 쌓이게 한다. 마지막으로 뇌종양, 백혈병, DNA 손상, 각종 알레르기 등의 건강 문제를 일으킬 수 있다. 이렇게 핸드폰을 충전하는 것도 중간에 방해를 하면 안 되는데 사람의 몸은 어떨까?

휴식할 때 필요한 3고 법칙

첫 번째로는 '잘 쉬고'이다.

휴식시간이 중요하다. 평소 일상생활에서 휴식을 취할 때 어떻게 쉬는가?

> "쉬는 법을 배우는 것은 가장 어려운 일 중 하나다."
>
> – 데인 코너리

잘 쉬는 법이야말로 정말 어렵다. 우리는 쉬는 법을 배운 적이 없기 때문이다. 해야 하는 일들은 많은데 정작 쉬는 방법은 모른다. 기본적인 쉬는 방법은 크게 두 가지로 나뉜다.

첫 번째는 몸 휴식이다. 몸 휴식은 '육체를 쉬는 것'이다. 말 그대로 인체를 아무것도 안 하고 쉬는 것이다. 헬스를 하다 보면 무거운 중량으로 인해서 중간에 쉬는 시간이 있다. 이때 우리 몸은 호흡을 통해서 다시 체력을 회복한다.

쉬는 시간이 없다면 몸에 가하는 극도의 스트레스로 인해서 운동 수행능력이 떨어지게 된다. 그래서 운동 중간마다 휴식시간이 있다. 몸 휴식에는 멍 때리기와 머리 쓰기, 음악 듣기가 있다. 의자에 앉아서 편안하게 쉬는 것이다. 음악을 들어도 되고 생각을 정리해도 된다. 하지만 해서는 안 되는 것이 있다. 바로 게임과 TV, 핸드폰이다.

몸을 잘 쉬기 위해서는 전자파까지도 차단해야 한다. 온전히 휴식을 통해서 몸을 회복해야 하는데 전자파가 계속 유입이 된다면 앞서 말한 핸드폰을 충전하면서 폰을 하는 것과 다르지 않다. 휴식을 하려면 완전히 해야 한다. 내 몸이 회복될 때까지 기다려줘야 한다.

> "휴식은 몸을 새롭게 하고 마음을 치유하는 샘물이다."
>
> – 존 퍼스

두 번째로는 마음 휴식이다. 마음 휴식은 '무의식 휴식'이기도 하다. 내면의 소모된 에너지와 정신력을 다시 회복하는 것이다. 마음을 휴식하지 않고 너무 과하게 사용하다 보면 정신적으로 문제가 생긴다. 우울증과 정신질환 같은 질병이 생길 수 있다. 마음 휴식은 자연에서 시간 보내기와 책 읽기, 산책하기, 명상하기, 목욕하기가 있다.

사람에 따라서 조금씩은 다르지만 대부분 위의 상황 안에서 회복이 된다. 답답한 도시를 떠나서 자연을 찾아가는 사람들의 심리는 마음 휴식을 원해서 그렇다. 인간과 자연은 떼려야 뗄 수가 없는 관계다. 자연과 함께 있는 사람일수록 심리적 안정감이 높다. 콘크리트와 시멘트는 사람의 불안을 자극한다. 딱딱하고 차가운 느낌을 준다. 생명이 없기 때문이다. 마음 휴식을 하고 싶다면 산책하면서 자연에 가까이 가보자. 생명이 가득한 자연이 에너지를 줄 것이다.

또한 책 읽기도 있다. 책은 다른 세계로 가는 길이다. 스트레스 받은 현실에서 잠깐 벗어나서 다른 생각을 하게 하는 샘물과 같은 도구이다. 머리가 너무 아프면 자신의 분야가 아닌 다른 분야의 책을 읽어보자. 그리고 다시 자신의 분야로 돌아오면 신기하게도 머리 아픈 것이 사라진다. 나 또한 주말이나 쉬는 날에는 건강, 다이어트, 운동 관련 책에서 벗어나 소설책을 읽는다. 책을 읽을 때 내가 경험하지 못한 주인공의 삶을 간접 체험을 통해서 나 또한 많은 것을 배운다.

명상과 목욕하기도 있다. 솔직히 명상하라고 하면 5분 만에 잠이 드는 사람이 많다. 나 또한 그렇다. 나는 그냥 목욕을 할 때 잠깐 멍 때리는 시간을 가진다. 그 시간이 지나면 조금은 머리가 개운해진다. 휴식은 무언가를 열심히 할 필요가 없다. 오히려 적당히 하거나 조금 덜 해도 된다. 쉬는 것만큼은 완벽하게 하지 않아도 된다.

두 번째로는 '잘 싸고'이다.

사람의 몸은 흡수와 방출을 한다. 음식을 통해서 에너지를 받았으면 그런 에너지를 사용하고 난 후의 찌꺼기를 몸 밖으로 내보낸다. 비만은 에너지만 받고 방출을 하지 않는 몸이 오래 지속되는 상태이다. 음식물 쓰레기통을 비우지 않고 계속 넣기만 한다면 나중에는 완전히 차서 부패하게 된다. 썩고 냄새나고 주변에는 악취가 가득하다.

우리 몸속에서도 그런 일이 일어나고 있다. 음식 찌꺼기를 잘 방출하는 사람의 몸은 깔끔하고 깨끗한데 방출이 안 되는 사람의 몸은 두드러기부터 나타나고 얼굴색도 어두워진다. 피부를 좋게 하고 싶다면 내 몸의 찌꺼기 방출을 잘해야 한다. 몸속에 찌꺼기를 밖으로 방출하는 방법은 여러 가지가 있는데 대표적으로는 대변과 소변 그리고 땀이다.

뚱뚱한 사람의 몸은 이미 꽉 찬 음식물 쓰레기통과 같다. 언제든 흘러 넘칠 수 있다. 그래서 땀이 많다. 지방이 체온을 올려주는 역할을 하지만 그것보다 더 중요한 것은 몸속의 독소를 빨리 밖으로 내보내기 위해서 조금만 움직여도 땀이 날 수 있게 설정한다. 100kg이 넘는 거구의 회원과 수업을 하다 보면 운동으로 몸의 열을 내고 땀이 나기 시작할 때 회원의 땀 냄새가 독하다. 독소가 응축되어 있어서 마른 체형 회원의 땀 냄새와 다르다.

많은 지방을 가지고 있으면 얼굴에서도 나타난다. 피부 트러블이 더 많다. 독소가 얼굴 피부에도 올라오기 때문이다. 우리 몸은 혈관을 통해서 서로 통한다. 어느 한쪽만 문제가 아니라 한쪽이 문제가 있다면 그건 전체적인 문제로 보아야 한다. 땀은 운동을 통해서 배출할 수 있다. 하지만 대변은 이야기가 다르다. 대변이 잘 안 나오는 사람이 많이 있다. 변비가 심한 사람이다. 변비가 심하면 독소가 밖으로 나오지 못해서 더 큰 위험이 생긴다.

"물은 생명력과 정화력을 지닌 가장 강력한 자연의 힘이다."

– 노르웨이 격언

변비를 해결하기 위해서는 사람의 인체 구조를 알아야 한다. 사람의 몸은 약 70% 물로 되어 있다. 근육의 40%도 물이다. 물이 없으면 근육도 만들 수 없다. 물이 없다면 혈액순환이 안 되어서 인체 활동의 제한이 있을 수 있고 대변도 안 나올 수 있다. 물을 많이 먹으면 소화 기능이 개선되어서 음식물이 원활하게 소화가 될 수 있다. 물은 하루 최소 2L 이상 마시면 된다. 나는 회원에게 적어도 3L 이상을 권한다. 키가 크고 몸이 더 큰 사람에게는 더 많은 양의 물을 권한다.

물을 먹어야 다이어트가 더 잘 된다. 물은 생명력을 가지는 강력한 자연의 힘이다. 음식이 없어도 40일 이상을 살 수 있지만 물이 없다면 3일도 살 수 없다. 사람은 물을 먹는 동물이다. 그렇다면 음식은 어떤 음식을 먹어야 할까? 바로 수분이 많은 음식이다. 건조하거나 마른 음식보다는 수분이 많은 음식이 사람에게 알맞다. 수분이 적은 음식을 먹는다면 몸 안에서 수분을 희생시켜 마른 음식에 수분을 넣어서 소화를 시킨다. 위액도 수분을 바탕으로 만들어진다.

공복 과일식과 쾌변

대변은 사람마다 다르지만 보통 하루 1번은 배출해야 한다. 전날 먹은 음식을 다 소화하고 나서 배출하는 것이 필요하다. 대변을 2일, 3일 이상 안 본다면 분명 문제가 있다. 어떤 음식을 먹었는지 되돌아보고 수분을 몸 안에 공급해 주고 수분이 많은 음식을 먹어보자. 수분이 많은 음식은 '과일'이 있다. 과일 대부분은 70% 이상 수분으로 가득 차 있다. 많은 것은 최대 90%까지 있다.

공복 과일식을 하면 대변이 바로 나온다. 아침에 일어나자마자 바로 과일을 먹는다면 효과가 좋다. 과일은 적어도 30분 안에 소화가 되기 때문에 과일만 먹는다면 적어도 1시간 안에 화장실을 갈 것이다. 또한 대변을 보기 위한 방법은 '공복 유지하기'이다. 먼저 대변을 보고 나서 먹어

라. 물은 먹어도 된다. 나오지 않았는데 음식을 계속 몸에 집어넣을 필요가 없다. 나올 때까지 안 먹는다면 다음 대변을 볼 때 엄청 상쾌하게 나올 것이다.

마지막으로는 운동이다. 운동으로는 거의 모든 기관을 살아나게 할 수 있다. 과도한 식사로 인해서 많은 양의 음식이 몸 안에 있다면 소화 기능과 장기능이 약해질 수 있다. 이때 외부에서 도와준다면 좀 더 몸 안의 기능이 좋아질 수 있다. 유산소 운동과 복부 운동을 해야 한다. 몸 안의 가스와 대변을 방출하기 위해서 유산소 운동을 하면 트림과 항문으로부터 나오는 가스체인 방귀가 나올 것이다. 독소가 어떻게든 외부로 나가기 위한 몸부림이다. '가공식품'이나 '정크푸드'를 먹는다면 이런 독소가 더 심해진다.

유산소 운동과 직접적인 복근 운동을 통해서 외부로 방출하도록 해보자. 이때 물을 먹으면서 소화를 하면 더 빠르게 배출이 가능해진다. 어떤 이가 말했다. 물은 자연의 선물이자 가장 순수한 형태의 에너지라고 한다. 순수한 물을 많이 마시는 것이 좋다. 요즘에는 커피와 음료수가 너무 많이 유통되고 있다. 이런 것은 물이 아니다. 순수한 물을 마셔야 소화기능에 도움이 되고 방출이 원활해진다.

변비가 심한 사람일수록 이런 일들을 지키지 않는다. 커피를 물마시듯 마시고 수분이 없는 음식을 매 끼니 먹으며 운동을 하지 않는다. 이렇게 나쁜 습관을 하는데 어떻게 대변이 편하게 나오겠는가? 내가 먹은 음식이 나의 몸을 나타낸다. 소화가 잘 안된다면 소화가 안 되는 음식을 먹는 것이다. 배가 아프고 속이 쓰리면 그만큼 자극적인 음식을 먹은 것이다. 깨끗한 음식을 먹으면 속이 아프지도 쓰리지도 않는다.

병원에 입원한 사람들을 보면 마음이 아프다. 잘 싸는 것이 힘들어 소변 줄에 의지한다. 대변도 한번 보러 가려면 거의 큰 행사이다. 잘 싼다는 것은 정말 중요하다. 독소를 빠르게 배출하고 몸 안에는 깨끗한 상태로 유지하는 것이 아프지 않고 건강하게 오래 사는 비결이다.

세 번째로는 '잘 자고'이다.

잘 쉬면서 몸 휴식과 마음 휴식을 하고 잘 싸면서 물을 많이 먹었다. 그러면 이제 잘 자는 것만 남았다. 휴식을 잘하는 방법은 '잘 자는 것'이다. 잠을 잘 자고 일어나면 하루를 상쾌하게 시작할 수 있다.

> "좋은 웃음과 긴 수면은 의사의 책에 나오는 최고의 치료법입니다."
>
> – 아일랜드 속담

잠은 정말 중요하다. 잠을 자면서 하루에 운동했던 근육이 다시 성장하는 귀한 시간이다. 다이어트에서 잠은 정상 몸무게로 돌아오게 하는 리셋(초기화) 버튼이다. 다이어트가 안 되면 수면 시간을 늘려보자. 근육의 피로도가 너무 쌓여서 회복이 안 되는 것일 수도 있기 때문이다. 몸의 피로를 푸는 데 수면만큼 중요한 것이 없다.

잠을 잘 자는 건 인생에서 정말 중요한 치료법이다. 아픈 몸도 잠을 잘 자면 나을 수 있다. 사람은 인생의 약 삼 분의 일을 잠자며 보낸다. '잠은 무덤에 가서 자라.'라는 이야기도 있지만 나는 잠의 중요성을 강조하고 싶다. 물론 잠을 줄여야 하는 시기도 있다. 하지만 잠을 충분히 잘 수 있는 시간에 딴짓을 하느라 잠을 못 자는 것에 대해서는 문제가 있다고 말하고 싶다. 다이어트를 강하게 잘하기 위해서는 운동량이 절대적으로 필요한데 일하면서 다이어트를 하니 도저히 운동 시간이 안 나면 어쩔 수 없이 수면 시간을 줄여야 한다.

나도 5~6시간을 자면서 하루에 운동을 2~3번 한 적도 있다. 하지만 이런 패턴을 꾸준히 하기는 힘들다. 우선 근육의 회복 속도가 느려진다. 근력 운동을 열심히 하는 사람이라면 근육을 더 키우기를 꿈꾼다. 조금 더 효과적으로 근 성장을 원하는데 성장하는데 가장 중요한 수면 시간을 줄이는 것은 바람직하지 않다. 수면이 너무 적어지면 근육 회복이 늦어지고 성장 호르몬 분비가 적어진다. 또한 근육이 잠을 자면서 긴장을 완화해주고 근육의 피로를 풀어주는데 이것이 원활하게 되지 않는다. 그래서 심한 근육통으로 고통스러운 날에는 평균 수면 시간보다 1~2시간씩 조금 더 자는 것도 하나의 방법이다.

인체의 시간을 지켜라

성인 평균 수면 시간은 7~8시간이다. 고령자는 5~7시간으로도 충분하다. 그렇다고 너무 과하게 자는 것은 바람직하지 않다. 한 번에 12시간 이상 자는 것은 소아 발육기에 자는 것으로 충분하다. 오히려 주말에 조금 더 자려면 9시간 정도 자고 다시 활동하고 오후에 낮잠을 20~30분 자는 것이 좋다.

우리 몸은 호르몬이라는 인체의 시간이 있다. 자신의 생활 패턴에 맞게 꾸준한 생활을 하는 것을 우리 몸은 좋아한다. 수면 스케줄은 되도록 비슷하게 설정하는 것이 좋다. 3~4시간 오차 범위가 발생하면 몸은 적응하기 힘들어진다. 잠자리에 도움이 되는 루틴으로 잠을 바로 잘 수 있게 하자. 자기 전에 스트레칭을 하면서 몸을 편안하게 만들어보자. 그리고 긴 호흡을 하면서 신경을 안정적으로 바꿔보자.

잠을 잘 자는 방법 중 하나는 청소를 하는 것이다. 집 청소를 너무 과하지 않게 적당히 해보자. 그렇게 몸이 좀 피곤하고 잠이 올 때쯤 하던 것을 마무리하고 바로 침대로 가서 잠을 청해보자. 만약 그렇게 해도 몸은 피곤하지만 잠은 안 온다면 다시 일어나 독서를 해보자. 책을 읽는 것만큼 잠이 오는 것은 없다. 한 5~10분 읽다 보면 잠이 스르륵 올 것이다.

4. 1분 1초를 관리하는 삶

시간 관리

> "그대의 하루하루를 그대의 마지막 날이라고 생각하라."
>
> — 호라티우스

워밍업은 운동의 기본이다

90일 동안 10kg을 감량하는 네 번째 방법은 '시간 관리'이다. 다이어트를 하는데 정말 중요한 것이 시간 관리이다. 시간 관리를 못하면 절대로 90일 안에 10kg 감량은 할 수 없다. 최선을 다해서 효율적으로 시간 관리를 해야 몸은 변한다. 하루하루를 소중히 여기고 오늘이 다이어트 마지막 날이라고 생각하면서 최선을 다해보자. 건강한 사람과 아픈 사람의 시간은 똑같다. 하지만 아픈 사람의 하루는 건강한 사람의 하루보다 더 길게 느껴진다. 아프기 때문이다.

몸이 아프면 신경이 예민해지고 작은 반응에도 크게 놀랄 수 있다. 아프면 고통스럽기 때문에 시간이 더디게 흐른다. 다이어트를 위해서 중요한 것은 '부상 방지'다. 헬스장에 오는 사람들을 관찰해보면 100명 중 90명은 워밍업과 스트레칭을 안 하고 바로 운동을 시작한다. 이건 정말 문제이다. 워밍업은 몸에 운동을 하겠다는 사인을 주는 것과 같다. 워밍업을 철저하게 안 하면 오히려 큰 부상을 당할 수 있다.

시간이 아무리 부족하고 없다고 해도 워밍업은 꼭 신경 써서 해주어야 한다. 시간 관리를 잘하는 사람은 헬스 트레이너다. 우리들은 시간을 아주 소중하게 생각한다. 바로 쉬는 시간이다. PT는 대부분 50분 수업이다. 그리고 10분을 휴식하고 다시 시간에 맞춰서 다음 수업을 진행한다. 이때 10분을 어떻게 보내느냐에 따라서 다음 수업이 편할 수도 불편할수도 있다. 트레이너들에게 쉬는 시간 10분은 정말 소중하다. 1분 1초를 아끼면서 다음 수업을 정리하고 화장실을 가고 휴식을 취한다. 이렇게 1분 1초를 아끼면서 사용하는 습관을 가져야 한다.

"시간은 삶의 가장 중요한 자산이다.
우리는 어떻게 사용하는지에 따라 성공과 실패가 갈린다."

— 존 C. 맥스웰

기간을 정해서 다이어트를 할 때 가장 아쉬운 것은 끝나고 후회하는 것이다.

"아 그때 좀 더 잘할걸.."

"유산소 좀 더 해야 했는데.."

후회를 해봐야 이미 늦었다. 시간이 날 때마다 틈틈이 운동을 하는 것이 중요하다. 현대인은 갈수록 점점 시간이 없다. 문명은 갈수록 발전하는데 그만큼 효율적으로 시간을 사용하는 것 같지만 구체적으로 따져보면 낭비하는 시간이 많다. 몸을 안 움직이는 시간이 많다. 다이어트 관점으로 보면 문명이 발달하기 전에는 사람이 직접 움직여야 할 일이 많았다. 하지만 지금 이 시대에는 로봇이 모든 것을 도와준다. 심지어 방 안에 있는 불도 저절로 꺼 준다. 움직일 필요가 점점 없어진다.

다이어트의 시간을 확보하라!

많은 PT 회원을 수업해 본 결과 다이어트 잘하는 회원은 시간을 잘 만든다. 그렇기 위해서는 우선순위를 정하는 것이 필요하다. 시간을 잘 분배해야 하는데 자신에게 우선순위가 있다. 이것을 운동으로 설정해서 어떻게든 운동하는 시간을 확보하는 것이 중요하다.

다이어트에 초점을 맞추고 90일이라는 기간을 정했다면 이것을 완료하기 위한 우선순위가 상단에 위치해야 한다. 그리고 어떻게든 다이어트에 도움이 되고 효과적으로 할 방법을 생각해야 한다. 시간을 사용한 만큼 몸은 변화가 된다. 적게 투자하고 많이 뺄 수 없다. 사람의 몸은 그렇게 호락호락하지 않다. 지난 수많은 날 동안 과식, 폭식, 대식, 야식을 먹으면서 살아온 나날을 단 90일 만에 10kg 감량한다는 것은 쉬운 일이 아니다.

단 하나만이라도 부족하면 빠지지 않는 것이 다이어트이다. 운동, 영양, 휴식, 이 3가지가 골고루 잘 맞아야 하는 어려운 것이다. 시간을 투자해 보자. 다이어트에 몰입해 보자. 선택과 집중을 통해서 일과 가정에도 충실하면서 그 외의 생활에는 다이어트를 잘할 수 있는 방향으로 몸을 돌려보자. 심지어 가능하다면 일과 가정 안에도 다이어트를 넣을 수 있다면 넣어보자. 한 회원은 회사 내에 영향력을 가지고 있어서 회식 때 과식을 피하려고 뮤지컬을 보거나 당구를 치러간다고 한다. 그리고 다른 회원은 아이들과 함께 집에서 스다홈트를 하며 운동도 같이하면서 놀아준다고 한다. 운동을 하루에 5시간 이상 할 수 없다면 일상이 다이어트화 되어야 한다.

"시간을 효율적으로 관리하지 않으면, 우리는 어떤 일도 해낼 수 없다."

– 월터 앤더슨

바디프로필 촬영을 위해서 PT를 받는 U 회원이 있었다. U 회원은 프리랜서 디자이너이다. 시간을 자기가 관리하는 편이라서 남들과 달리 좀 더 유리했다. 처음에는 초반 PT 등록 효과로 인해서 다이어트를 쭉 하다가 어느 순간 정체기가 왔다. 이야기를 하다 보니 식생활의 불균형이 원인이었다. 시간을 자유롭게 설정할 수 있다 보니 식사시간이 조금 불규칙적이 되었고 수면 시간도 적었다. 그래서 나는 식사시간만큼은 정확하게 지켜달라고 조언했다. 추가로 수면 시간도 중요하니 가능한 날은 조금 일찍 잠들었으면 좋겠다고 했다.

시간이 규칙적으로 잡히다 보니 살은 다시 조금씩 더 빠졌다. 그리고 후반부에 들어서는 시간 관리를 더 해서 운동 시간을 늘렸다. 그렇게 다이어트에 성공하고 바디프로필을 성공적으로 찍게 되었다. 사람의 몸은 '규칙적인 것'을 좋아한다. 규칙적인 습관을 가지고 하루하루를 살면 몸은 변화한다. 일상의 작은 습관이 모여 삶을 이루는 것이다.

시간을 효율적으로 관리하는 3가지 방법

첫 번째로는 '일정 계획'이다.

1일, 1달 그리고 3개월 일정을 정해서 큰 틀을 계획한다. 적어도 90일까지는 자신이 정한 일정에서 크게 벗어나지 않아야 한다. 너무 과하게 할 수 없는 일을 계획하면 안 된다. 어릴 때 방학 계획표 같이 불가능한 목표는 애당초 넣지 말아야 한다. 크게 해야 하는 것 2~3가지만 설정하고 나머지 디테일한 것은 세부 목표로 적어서 남겨야 한다.

일정 계획을 할 때 먼저 3달을 설정한다. 90일은 3달이다. 3개월 동안 내가 해야 하는 것을 목표로 정한다. 10kg 감량하기 위해 해야 하는 것을 적어본다. 그리고 그것을 잘하기 위해서 1달로 줄여서 1달 동안 해야 하는 일도 계획을 해본다. 그렇게 1달을 다 하면 그다음으로는 1주일이다. 1주일 동안 해야 하는 것을 나누고 마지막으로 하루 안에 해야 하는 것을 나눠보면 시간을 어떻게 설정하고 관리해야 하는지 나온다. 내일로 미루지 않고 오늘 할 수 있는 일을 정해서 꾸준히 해보자. 너무 과하게 설정했다면 1주일 해보고 다시 수정을 해도 된다.

두 번째로는 '집중력 향상'이다.

관리하는데 왜 집중력이 필요한지 생각할 수 있다. 하지만 집중력은 너무도 중요하다. 시간에 맞춰 그때 할 일을 집중해서 처리하는 것이다. 말그대로 딴생각은 하지 않는 것이다. 쉬운 것 같지만 생각보다 쉽지 않다.

PT 수업을 할 때 매번 그렇지 않지만, 운동을 잘하는 회원이 그날따라 못할 때가 있다. 원인을 알 수 없어 오늘 왜 그런지 이야기하면 딴생각을 하느라 집중을 못 했다고 한다. 물론 중요한 일을 마치고 나서 그 여파가 있어서 그럴 수 있지만 집중을 못 하면 그만큼 회원에게 손해다. 현대인은 운동할 시간이 매우 적기 때문이다. 그렇기 때문에 운동할 때 집중해서 운동을 하지 않고 설렁설렁한다면 변화는 있을 수 없다.

시간을 효율적으로 관리하는 것은 해야 할 때 집중해서 하는 것이다. 공부를 하면 공부한 시간만큼 최대한 집중해야 하고, 일할 때는 일에만 집중해야 한다. 당연히 운동할 때는 회사와 집에 있는 모든 문제를 잠시 접어두고 운동에만 집중해야 한다. 어려울 수 있지만 이것을 해내야 90일에 10kg 감량을 할 수 있다. 시간은 소중하다. 운동할 수 있는 시간도 많이 없는 이 시대에서 집중력 향상은 정말 중요한 무기이다. 집중력을 높일 수 있도록 노력해야 한다.

세 번째로는 '거절 잘하기'이다.

세상에는 거절을 못 해서 손해를 보는 사람이 많다. 그중 다이어트에 위험한 사람의 종류도 이런 사람이다.

"우리 월말에 만나야지. 맛있는 거 먹으러 가자!"

"우리 주말에 뭐 먹으러 갈래?"

이렇게 주변 사람에게 거절을 못 하고 계속 YES만 외쳐서 지방이 쌓이는 사람이 있다.

다이어트를 성공하려면 거절을 잘해야 한다. 상대방을 배려한다고 어설프게 이것도 저것도 아닌 말투로 말하면 오히려 인간관계에 금이 갈 수 있다. 거절을 잘하려면 아쉬움을 보이면서도 단호해야 한다. 그래야 상대방이 더 이상 권하지 않기 때문이다. 거절을 한번 당하면 아무리 친한 사람이라도 마음에 상처를 입을 수 있다. 물론 외향성이 강한 사람은 상처가 거의 눈에 보이지 않겠지만 그래도 작은 상처가 생긴다.

거절은 단호해야 한다. 분명하게 말해서 추가적인 상처를 주지 못하도록 해야 한다. 그리고 계속된 강요를 하게 되면 더 단호하게 말해서 '아이 친구가 지금 진심이구나. 더 이상 이야기하면 안 되겠다.'라고 생각할 수 있게 만들어야 한다.

거절을 잘 못하면 원하지 않는 곳에 휘말리며 원하지 않는 음식에 손을 댈 수 있다. 상대방으로 하여금 구체적으로 언제까지 어떤 것을 못하며 그 이후에 다시 권해달라고 이야기를 한다면 상대방은 이해하면서 넘어갈 것이다. 착한 것과 거절을 못 하는 것은 다른 이야기이다. 다이어트에 도움이 안 되는 권유는 90일 동안에 확실한 거절로 답해야 한다.

시간 관리 잘하는 사람 특징 : 메모하는 습관

내가 시합을 준비하던 때이다. 보디빌딩 대회를 나가게 되었는데 헬스 트레이너로서 당연히 한번은 나가야 한다고 생각하고 준비를 했다. 친구 모임이나 여러 지인과는 이미 이야기가 되어 있어서 모임을 안 하고 식사 자리는 최대한 없애고 운동을 하고 있었다. 하지만 역시나 사회생활을 하면서 어쩔 수 없이 가야 하는 자리가 있었다. 그중 한자리가 집들이었다. 인생에 집들이를 하는 경우는 많이 있지 않기 때문에 참석한다고 말하고 갔다.

집들이에 갈 때 마음이 무거웠다. 시간이 되어 집들이에 갔지만 역시나 먹을 것을 많이 차려놓고 있었다. 그날 나는 셀 수도 없는 수많은 거절을 해야 했다. 너무나도 미안했지만 그 음식을 먹으면 대회를 나갈 수 없기 때문에 초대해 준 당사자도 머리로는 이해하지만 마음으로는 답답해서 자꾸 권했다. 나도 너무 아쉽고 미안해서 최대한 정중하게 말하고 나서 일찍 자리에 일어났다. 거절은 누구나 힘들다. 하지만 우선순위를 파악하고 꼭 해야 하는 일이라면 단호하게 거절해야 한다.

시간 관리를 잘하려면 머리로 하면 안 된다. 메모하는 습관을 가져야 한다. 메모만 잘해도 우선순위를 잘 파악할 수 있고 빠르게 다음 일들을 처리할 수 있다. 나는 하루에 해야 하는 것을 메모한다. 그리고 그 메모를 바탕으로 할 일을 다 하고 나면 표시로 처리했다고 체크한다. 이렇게 오늘 했던 일을 체크하고 점검하면 하루를 잘 살았다는 보람을 느끼며 까먹지 않고 꼼꼼하게 일 처리를 할 수 있다. 다이어트를 잘하고 싶다면 꼼꼼하게 하루 일과를 적어보자. 그리고 체크하면서 보람을 느껴보자. 오늘도 운동을 하고 메모란에 체크를 해보자.

5. 뒤를 돌아볼 줄 아는 원칙

스트레스

> "한 번 실패와 영원한 실패를 혼동하지 마라."
>
> — F. 스콧 핏제랄드

실패를 인정하는 힘

90일 동안 10kg을 감량하는 다섯 번째 방법은 '스트레스'이다. 고중량을 들기 위해서 필요한 것은 실패를 인정하는 힘이다. 왜 힘이라는 표현을 했을까? 의지 표현이다. 힘이 있어야 원하는 것을 할 수 있다. 고중량을 도전해야 근육이 성장한다. 나이가 있는 회원도 똑같다. 그냥 매번 하던 중량을 똑같이 해서는 근육이 성장할 수가 없다. 근육은 고통을 통해서 성장한다. 근육에 스트레스를 가하는 것이 '웨이트트레이닝'이다.

중량을 계속 높여서 도전하면 실패 지점이 있다. 이때 고수와 하수는 다른 패턴을 보인다. 하수는 실패 지점에서 그냥 바로 포기하고 중량을 낮춰서 운동한다. 그리고 실패 지점을 까먹고 매번 같은 중량에 도달하면 포기한다. 하지만 고수는 다르다. 일단 자신의 최고 중량을 알고 있다. 그래서 컨디션이 좋은 날에 자신의 최고 중량 그 이상을 하기 위해서 준비운동부터 하며 꼼꼼하게 무게를 올린다. 그렇게 몸이 풀리면 자신의 최고 중량에 도전한다. 실패하면? 기록으로 남긴다. 그리고 왜 실패했는지 적어본다.

그리고 헬스 트레이너에게 자세를 조언받고 왜 실패했는지 원인을 알아낸다. 그리고 시간이 지나고 다시 도전한다. 더 이상 중량이 올라가지 않는다면 과거부터 되돌아보아야 한다. 과거에 정답이 있다. 한 번 실패했다고 해서 그것으로 영원히 실패한 것이 아니다. 다시 도전하면 된다.

웨이트트레이닝은 만족이 없다

웨이트트레이닝은 스트레스를 받는 운동이다. 다른 스포츠와 다르게 무거운 중량을 가지고 훈련을 하다 보니 조금만 자세가 틀어져도 몸에 오는 통증은 상상을 초월한다. 중량도 가벼운 무게가 아닌 100kg, 150kg, 180kg 큰 중량을 도전한다. 이런 중량은 들기 전에 가장 큰 스트레스를 준다. 하지만 반전의 운동이다. 이런 중량을 원하던 목표에 성공을 한다면 큰 기쁨으로 다가온다. 나도 스쿼트 140kg을 도전하는 것이 항상 벽에 막혔는데 어느 날 다시 도전해 보니 3개를 온전하게 스쿼트 할 수 있어서 행복했다. 하고 나서의 짜릿함을 이루 말할 수 없다.

이렇게 근력 운동을 하다 보면 정말 힘든 순간과 행복한 순간이 짧은 시간 안에 교차하게 된다. 나 또한 근력 운동을 하면서 많은 실패를 겪었다. 그럼에도 다시 시도하고 도전하면서 운동을 하니 근육이 조금씩 붙고 성장을 해서 전에 실패했던 중량에 성공했다. 멀리 보면서 운동을 하자. 근력 운동에서 중요한 것은 실패할 수 있다는 것을 인정하는 힘과 성공했을 때 너무 만족하지 않는 것이다. 실패를 했다면 다시 도전하면 되고 성공하면 더 큰 목표를 잡으면 된다.

만족을 하는 순간 성장은 그 자리에서 멈춘다. 사람에게는 '성장'과 '퇴보'만 있다. 근육도 똑같다. 더 성장을 하든가 빠지던가! 둘 중 하나다. 많은 회원이 자신은 유지만 한다고 생각하며 운동한다고 이야기하지만 그것은 사실 틀린 이야기다. 조금이라도 앞으로 가려고 해야 유지가 된다. 조금씩 전진하려고 해야 유지를 할 수 있는 것이다. 그리고 더 앞으로 나가기 위해서는 조금씩 더 노력해야 한다.

과거로부터 행복을 찾는 법(과거, 현재, 미래)

행복은 멀리 있지 않다. 바로 가까이에 있다. 자신의 마음이 작은 것에 감사하는 순간 행복은 눈앞에 있다. 운동을 하다 보면 예전에 더 강하게 무겁게 빠르게 운동했던 시절이 있을 것이다. 그때를 생각하면서 운동을 한다. 하지만 그렇게 하면 안 된다. 부상을 당할 위험이 크다. 찬란했던 과거 시절 운동 강도를 기억하면서 다시 최고치로 오르기 위해서 오늘 노력하면 된다. 과거는 변하지 않는 기록물이다. 사람은 모두 과거를 가지고 있다.

이런 과거에서 행복을 느끼는 사람도 많다. 친한 친구와 지인과 만나면 주로 과거를 많이 이야기한다. 그렇게 행복을 느낀다. 과거로부터 행복을 찾는 것은 과거의 일들을 다시 곱씹는 것이다. 그럴 때 행복하다. 하지만 오늘도 미래에는 과거가 될 수 있다. 더 큰 행복을 위해서 현재를 충실하게 살아보자. 오늘 최선을 다해서 오늘 할 일을 해보자. 운동을 주 5회는 무조건 한다고 계획을 하면 무슨 일이 있더라도 해보자.

근력 운동은 일주일만 쉬어버리면 근육의 질이 떨어진다. 운동을 포기하지 말고 무조건 자신이 정한 루틴대로 해보자. 그리고 미래를 계획하자. 계획한 목표를 달성하면 미래가 어떻게 변할지 구체적으로 상상하면서 오늘 운동을 하자. 많은 회원이 하는 것이 비포&애프터 사진을 찍는 것이다. 그리고 바디프로필 촬영과 원하던 옷을 구매한다. 이렇게 자신이 정한 목표를 가지고 열정적으로 노력을 해보자. 그런 순간순간과 과정에서 나오는 행복감이 있다.

몸은 지치고 힘들고 다이어트 식단으로 먹고 싶은 것은 많이 있지만 눈빛만은 활활 타오른다. 그런 열정은 그때 아니면 안 생긴다. 그렇게 처절하게 하루하루 살다가 나중에 목표한 것을 이루면 너무 보람되고 뿌듯하다. 인생에서의 이런 작은 성공이 더 큰 성공을 만들어 낸다. 그리고 시간이 지나면 이 또한 추억과 과거의 행복으로 남게 된다.

스트레스 : 인정하고 받아들이자

나에게 큰 스트레스가 있었던 시절이 있다. 바로 군대다. 많은 남자가 자신이 간 군대가 가장 힘들다고 생각한다. 나 또한 그렇다. 내가 속한 부대는 6군단 특수작전 임무 수행을 하는 706특공연대이다. 많은 힘든 훈련을 받았지만 그중에서 큰 스트레스를 받았던 훈련이 패스트로프이다. 아파트 5층 높이인 약 11m에서 줄 하나를 잡고 내려가는 훈련이다.

기본 헬기레펠 훈련은 조금 무섭지만 그래도 몸에 안전장치를 걸어서 손을 놓아도 다치진 않는다. 하지만 패스트로프 훈련은 다르다. 손이나 발 중 하나라도 놓치면 바로 떨어지는 위험한 훈련 중 하나다. 패스트로프 훈련을 하는 날이면 하루 종일 스트레스를 받는다. 그리고 최대한 팔에 힘을 안 주려고 노력한다. 이유는 팔 힘이 떨어지면 바로 부상당할 수 있기 때문이다.

그렇게 연습을 많이 하면서 막타워에 올라간다. 다칠 수 있는 부담감과 공포감이 있었지만 정신을 다잡고 놓치면 죽는다는 심정으로 뛸 때 자신 있게 내려간다. 패스트로프를 탈 때 조심해야 하는 것이 떨어질 때 확실히 앞으로 내려가면서 비틀면서 내려가야 한다. 그렇게 안 하면 막타워에 부딪혀서 떨어질 수가 있다. 그래서 무섭더라도 오히려 당당하게 내려가야 한다. 이렇게 한두 번 하다 보면 자신감이 생긴다. 그렇게 조금씩 안전하게 내려갈 수 있다.

처음에는 스트레스도 많이 받고 무섭고 힘들었지만 경험이 쌓이고 몇 번 하다 보니 오히려 즐기게 되었다. 그래서 실제로 헬기에서 레펠 훈련을 할 때 나중에서는 즐기면서 내려가기도 했다. 스트레스를 받는다면 그것을 인정하고 받아들이자. 그리고 이겨내기 위해서 최선을 다하자. 과한 욕심은 부상을 발생시킨다. 할 수 있는 것과 없는 것을 확인하고 할 수 있는 방법을 위해서 노력해 보자. 절대로 근육은 하루아침에 만들어지지 않는다.

과거의 경험을 활용하자

3개월 다이어트를 10번 한 사람과 1번 한 사람의 다이어트 감속 속도는 다르다. 경험이 많은 사람은 절대로 이길 수 없다. 왜냐하면 근력 운동은 경험 운동이기 때문이다. 많은 경험을 한 사람은 몸이 기억한다. 그래서 과거에 운동을 많이 했던 사람은 2~3년을 쉬고 다시 해도 몸이 기억하기 때문에 3개월이면 예전 몸 상태를 만들 수 있다.

스트레스를 받는다면 과거의 경험을 활용하자. 뒤돌아보면서 인생에서 가장 힘들었던 순간을 떠올리면서 지금은 그때보다 덜 힘드니 열심히 하자고 자신에게 격려하자. 최고로 행복했던 순간을 기억하면서 지금 받은 스트레스를 이겨내자. 고통은 잠시일 수 있지만 그것을 이겨내고 얻는 근육은 평생 간다. 오늘 중량운동을 해보자. 자신과의 싸움이 될 것이다. 하지만 자신과의 싸움에서 이긴다면 건강과 행복이 찾아올 것이다.

체형이 변화되는
식사법

전략적으로 굶어라

간헐적 단식

> "힘든 날은 당신을 더 강하게 만듭니다."
>
> – 알리 레이즈먼

음식 먹는 시간을 조절하는 식이요법

사람들은 말한다. "단식은 몸에 좋지 않다. 우리는 계속 먹을 것을 먹어야 한다." 하지만 그것은 틀린 말이다. 적어도 현대를 사는 사람들은 먹지 않아서 생기는 문제보다 먹어서 생기는 문제가 더 많다. 단식은 의식적으로 음식을 섭취하지 않는 행위다. 기본적으로 과한 단식은 몸에 문제가 생길 수 있다. 하지만 간헐적 단식은 몸에 도움이 된다. 간헐적 단식은 과하지 않은 단식이며 일정 시간 동안 음식을 섭취하지 않는 식습관이다. 이것은 식이요법의 일종이다.

'간헐적 단식'은 식사를 하는 시간과 단식을 하는 시간을 나누는 프로그램이다. 단식 시간에는 물과 약간의 소금을 제외하고 음식을 먹으면 안 된다. 간헐적 단식을 하면 안 되는 사람과 해도 되는 사람이 있다. 간헐적 단식을 하면 안 되는 사람은 성장기 어린이, 청소년, 임산부, 섭식장애, 당뇨, 저혈압, 고령층인 사람으로 전문가와 상담 후 진행하는 것이 좋다. 그 외에 모든 성인은 간헐적 단식을 통해서 다이어트와 건강을 회복할 수 있다. 하지만 성인 중에서도 육체 활동이 활발한 직종을 가진 직업군도 너무 과한 간헐적 단식은 몸에 무리가 될 수 있으니 참고해야 한다.

간헐적 단식의 종류

먹지 않는 시간 : 섭취 시간

10:14, 12:12, 16:8, 18:6, 20:4, 22:2, 24:0, 30:0, 48:0, 72:0, 168:0

자신에게 맞는 단식을 하라

작게는 10시간에서 많게는 7일 이상까지 간헐적 단식을 시도할 수 있다. 자신에게 맞는 단식을 찾아서 해보자. 나는 최대 40시간까지 해보았다. 그리고 100일 동안 평일 5일만 간헐적 단식을 통해서 최대 12kg을 감량했다. 헬스 트레이너로서 내가 해보지 않은 것은 회원에게 시키지 않는다는 신념으로 간헐적 단식을 처음으로 해보았다. 많은 것을 경험하고 느꼈다. 다이어트로는 매우 좋은 방법이다. 하지만 근력 성장을 위해서 운동을 하는 사람에게는 맞지 않을 수도 있다. 근력을 만들기 위해서는 적당한 시간에 맞춘 식사법이 중요하다.

나는 헬스 트레이너 생활을 하면서 간헐적 단식을 하기 전까지 음식 섭취에 대해서는 무조건 3~4시간 간격으로 먹어야 한다고 알고 먹었다. 또한 동양인은 서양인에 비해서 위의 흡수량이 적으니 소화가 되면 바로 단백질을 넣어서 계속 추가 섭취를 해야 한다고 배웠다. 그것을 다이어 트에도 적용했다. 회원들은 식욕을 조절하기 어려워서 배고픔을 참기 힘들어한다. 그래서 간헐적 단식보다는 소량이라도 좋으니 배가 고프지 않은 방법을 선택하고 꾸준히 운동을 하라고 권면했다.

나도 아침을 먹는 사람이었다

나는 눈을 뜨자마자 무조건 아침을 먹어야 하는 사람이었다. 근손실을 최소화하고 싶은 마음으로 아침을 매일 먹었다. 하지만 100일 도전은 시 작되었고, 나에게는 이제 아침이 사라졌다. 100일 도전 첫째 주에는 아 침에 본능적으로 식탁에 앉아 있었다. 아무것도 안 하고 그냥 앉아 있었 다. 하루는 아내가 물었다.

"오빠, 아침도 안 먹는데 왜 앉아 있어?"

나는 이야기 했다.

"그냥 뭔가 해야 하는데 할 게 갑자기 사라져서 당황스럽네."

이렇게 한주는 그냥 멍하게 식탁에 앉아 있었다.

하지만 그렇게 12:12 간헐적 단식을 시작으로 16:8, 22:2, 24, 36시간

단식을 통해서 몸이 깨끗하게 정화되며 청소가 되는 것을 느꼈다. 그동안 내 몸을 가지고 실험을 많이 했기 때문에 몸이 예민한 편인데 작은 변화도 알 수 있었다. 하루에 많게는 150g 이상 지방이 감량되었고 일주일에 1.5kg씩 감량에 성공했다. 간헐적 단식은 한 번도 안 해본 사람은 있어도 한 번만 해본 사람은 없다.

"아플 때 음식을 먹는 것은 병을 키우는 일이다."

– 히포크라테스

사람이나 동물이나 아프면 식욕이 없어진다. 하지만 사람들은 말한다. "아플 때 많이 먹어야 몸이 빨리 나을 수 있어."

그렇게 먹다 보면 더 큰 문제가 생길 수 있다. 이때는 간헐적 단식을 통해서 몸의 회복 속도를 높이는 것이 좋다. 추가로 계속 먹게 되면 몸 안에 있는 에너지가 소화 에너지로 빠지기 때문에 회복 에너지가 약해진다. 그렇게 공격하는 세포를 이길 수 없게 된다. 아프면 잠시 먹는 것을 멈추고 내 몸이 스스로 이길 때까지 기다려 주는 것이 필요하다.

간헐적 단식의 장점 3가지

1. 셀프 조절

셀프 조절이 가능하다. 내가 시작을 정하고 끝도 정할 수 있다. 목요일에 회식이 있다면? 회식이 끝나는 저녁 11시부터 시작하면 된다. 그렇게 본인이 공복 시간을 정해보자. 사람에게는 두 가지 현상이 있다. '만복' 아니면 '공복'이다. 만복일 때는 음식을 먹고 칼로리를 몸에 저장한다. 공복일 때는 칼로리를 먹지 않고 소모한다. 한 연구에 따르면 현대인은 하루 중 20시간을 만복 상태로 지낸다고 한다. 아침 먹고, 간식 먹고, 점심 먹고, 간식 먹고, 저녁 먹고, 회식하고, 야식 먹는다. 하루 종일 만복의 상태로 지낸다. 뭐든 과하면 문제가 생긴다. 그런 식습관은 병을 얻을 수 있다. 이제는 만복보다는 공복에 더 신경을 쓰자. 먹는 시간보다 공복시간을 계산하자. 몸의 공복 상태가 최고의 컨디션을 만들어 줄 것이다.

2. 실패 없음

간헐적 단식은 실패가 없는 프로그램이다. 14시간 공복을 해야 하는데 10시간 만에 먹었다면? 먹고 난 후를 기점으로 다시 시작하면 된다. 타인보다는 자신과의 싸움이다. 공복을 오래 유지하면 할수록 식욕은 점점 사라진다. 탄수화물을 과잉으로 섭취하면 계속 식욕이 생긴다.

하지만 공복을 16시간 이상으로 가져갈 때 식욕은 식사 후 4시간 이후보다 더 적다. 간헐적 단식을 하게 되면 총 하루 섭취 칼로리가 적어진다. 사람은 한 번에 먹을 수 있는 양이 한계가 있기 때문이다. 위의 크기도 늘어나지 않는다. 많이 먹을수록 위의 크기는 변화한다. 간헐적 단식을 꾸준히 한다면 위의 크기는 정상으로 변한다. 위가 큰 사람은 포만감도 덜 느끼기 때문에 더 많이 먹어야 포만감이 생긴다. 위의 크기를 정상으로 만들고 싶으면 간헐적 단식을 하면 된다.

간헐적 단식에 실패해서 좌절하고 낙심하는 사람은 못 봤다. 계속 도전하는 한 실패가 없는 프로그램이다. 전 세계에는 약 2만 가지의 다이어트 프로그램이 있다고 한다. 간헐적 단식은 전 세계 다이어트 프로그램 중 가장 쉬운 프로그램이다. 다이어트 약을 구매할 필요도 없다. 다이어트 보충제를 집에 쟁여 놓지 않아도 된다. 그냥 마음먹은 순간 안 먹으면 된다. 본인이 정한 시간까지, 간헐적 단식은 실패가 없는 프로그램이다.

3. 독소 제거

앞서 이야기했듯이 만복을 통해서 음식을 섭취하면 음식 안에 독소를 계속 먹게 된다. 이런 독소가 쌓이면 병을 유발하게 된다. 운동을 통해서 땀으로 독소가 배출이 되지만 하루 종일 운동만 할 수 없다. 가장 효과적인 것은 몸의 내부 기관에서 독소를 제거할 수 있도록 시간을 주어 기다리는 것이다. 그러기 위해서는 단식을 통해서 인내하면서 기다려야 한다.

얼마나 잘 쉬면서 단식을 하느냐에 따라서 몸의 회복 속도는 상상을 초월한다. 혹시 배에서 꼬르륵 소리를 들어 본 적이 있는가? 아마 60년 대 이전 어른들은 잘 알고 있는 소리일 것이다. 그때의 시절은 실제로 먹을 것이 없어서 배에 꼬르륵 소리가 많이 났다. 하지만 요즘은 꼬르륵 소리가 나기도 전에 먹는다. 꼬르륵 소리는 내 몸이 소화가 다 되어서 이제 다시 먹을 수 있다고 알려주는 시계와 같다. 배에서 나는 꼬르륵 소리는 우리 몸을 한층 더 성장하게 한다. 그리고 그 소리 단계를 넘어서 몸 안의 독소를 제거하게 만든다. 염증을 줄여주고 자가 포식을 하면서 병든 세포를 건강한 세포가 잡아먹는다. 그렇게 몸을 청소하게 한다.

배에서 '꼬르륵' 소리가 나게 하라

간헐적 단식을 얼마나 어떻게 해야 하는지 모르겠다면 배에서 꼬르륵 소리가 나기 전까지 먹는 것을 멈춰보자. 그때 전까지는 몸에서 소화 에 너지를 사용하는 중이라는 뜻이다. 나도 책을 통해서 꼬르륵 소리가 몸 에 좋은 것이라고 알게 된 후부터 단식을 하면서 언제 소리가 나는지 시도했다. 18시간을 공복 상태로 있어도 소리는 안 났다. 그래서 포기할까도 생각했다. 하지만 이내 마음을 다잡고 진짜 소리가 날 거라는 믿음으로 참았다. 그렇게 참으면서 기다리니 19시간 30분부터 배에서 꼬르륵 소리가 났다. 20시간이 지난 후부터는 소리가 크게 잘 났다. 아주 명확하게 났다.

이것을 반대로 이야기하면 20시간이나 소화 에너지를 써야 할 정도로 많은 음식을 먹었던 것이다. 나는 20시간을 안 먹어도 충분한 에너지를 가지고 있었다. 그리고 그만큼 위장이 고생한다는 것을 느꼈다. 혹시 소화가 잘 안 되는가? 그러면 위장을 조금 쉬게 해주자. 간헐적 단식을 통해서 쉬는 시간을 주자. 그렇게 회복을 하고 다시 먹으면 소화 기능이 빠른 속도로 회복할 것이다.

공복 상태가 오래 유지되는 것이 너무 힘들다면 일단 4시간부터 해보자. 그렇게 1시간씩 늘리면 된다. 나도 처음부터 24시간 공복을 하지 못했다. 작은 걸음을 한 걸음씩 걸어보자. 그렇게 다이어트의 산을 정복하자. 간헐적 단식을 통해 노화를 예방하고 지방 감량이 되어서 더 건강한 자신을 보게 될 것이다.

–

몸이 가벼워지는 식단

공복 과일식

"음식으로 못 고치는 병은 약으로도 못 고친다."

– 히포크라테스

바이오 해커가 되다

"하루에 사과 한 개만 먹어도 의사가 필요 없다."라는 말이 있다. 이번에 소개할 식단은 '공복 과일식'이다. 과일이 몸에 좋다는 건 모두가 알고 있다. 하지만 언제 먹느냐는 논란이 많다. 과일은 공복에 먹을 때 효과가 크다. 어떤 과일이든 주로 30분이면 소화가 된다. 식사를 하고 나서 과일을 먹게 되면 식사를 한 내용물과 같이 위에 들어오기 때문에 소화가 늦다. 그리고 소화 흡수도 공복에 과일을 먹을 때와 식사 후 과일을 먹을 때가 다르다.

내가 내 몸을 가지고 실험을 해보았다. 식사 후에 과일을 먹을 때와 아침 공복 시에 과일을 먹을 때의 차이를 비교했다. 우선 식사 후에 과일을 먹어보니 소화가 훨씬 늦었고 몸도 무겁고 운동 에너지의 전환이 비교적 늦었다. 근력 운동 시 근력을 사용하는 무게도 조금 무겁게 느껴졌다. 하지만 공복에 과일을 먹으니 약 30분 후에 몸이 가벼워지고 소화가 빠르게 진행된 것을 느꼈다. 몸에서 전체적으로 비타민과 미네랄이 공급되는 느낌과 더불어 활력이 생겼다. 피곤하지 않았고 기분이 좋았다.

근력 운동할 때도 비교적 편하게 중량을 들었다. 훨씬 몸에서 받아들이는 것이 다름을 느꼈다. 과일도 식사다. 흔히 과일은 간식이라고 생각하는데 과일만 충분히 먹는 것도 식사가 된다. 무엇을 먹든지 모든 것은 식사가 된다. 카테고리를 나누는 것부터 문제가 될 수 있다. 과하게 많이 먹게 되면 체지방이 올라간다. 식사와 간식을 구별하고 나누는 순간 총 섭취량이 늘어나게 된다. 다이어트는 체내의 지방을 줄이는 작업으로 소식을 해야 하는 것이 중요하다.

공복 과일식은 아침이나 점심에 처음 먹는 음식을 과일로 먹는 것이다. 내가 했던 방법을 공유하겠다.

이원웅 헬스 트레이너의 공복 과일식

1. 아침에 일어나서 첫 끼를 과일만 먹는다.
2. 과일의 종류는 2가지 이상으로 혼합해서 먹는다.
3. 껍질에 영양분이 많으니 되도록 껍질까지 같이 먹는다.

4. 생과일 그대로 먹는다.(갈아 마시거나 혼합해서 먹는 것은 되도록 피한다.)

5. 과일을 먹고 최소 30분 ~ 1시간은 아무것도 안 먹는다.

공복 과일식 효능

이 방법으로 첫 끼를 공복 과일식을 먹게 되자 몸에서 놀라운 일들이 생겼다. 첫 번째는 먹은 직후 1시간 안에 대변을 보러 화장실에 가는 루틴이 생겼다. 공복 과일식으로 먹으니 하루도 빠짐없이 대변을 같은 시간에 보게 되었다. 신기하게도 과일을 먹고 나서부터 시간이 측정된다. 공복 과일식을 100일 정도 유지했지만 하루도 대변을 안 본 적이 없었다. 신기하게도 같은 시간에 과일을 먹은 후에 나왔다. 두 번째는 몸에서 활기가 생겼다. 말로는 다 할 수 없는 에너지가 충만해졌다. 예전에는 몸에 좋은 영양제와 비타민 알약을 5~6개 매일 먹었지만 이 정도로 에너지 있고 활기가 있지는 않았다.

나는 직업이 헬스 트레이너이다. 그리고 건강에 그 누구보다 진심이다. 하지만 내 삶은 공복 과일식을 접하기 전과 후로 많은 것이 달라졌다. 매일 먹는 영양제를 끊었다. 누가 말려서 한 게 아니다. 내 몸이 거부 반응을 일으켰다. 몸에 좋다는 영양제를 많게는 하루 10개 이상도 먹었지만 지금은 안 먹는다. 한 달에 한 번 가끔 생각날 때 먹지만 속이 더부룩하고 답답하게 느껴지는 건 처음이다. 예전엔 그렇지 않았다. 당연히 몸에 건강을 위해서 먹어야 하는 줄 알았고 그렇게 했다. 하지만 이제는 몸이 깨끗해지고 청소가 되어서 그런지 비타민과 영양제의 냄새만 맡아도 몸에서 거부반응을 일으킨다.

공복 과일식을 접하고 직접 하면서 공부를 해보았다. 생각해 보니 500년 전 아니 200년 전 사람들만 해도 건강 보조제를 먹지 않았다. 알약과 여러 도움이 되는 단백질 보충제도 나오지 않았다. 하지만 산업혁명을 기점으로 공장이 생기다 보니 여러 가지 가공식품이 나오게 되었다.

우리는 식품 업체의 마케팅으로 '건강염려증'이 생겼다. 몸에 좋다는 영양제를 안 먹어도 전혀 문제가 없다. 실제로 인체에 도움이 되는 영양은 아주 극소량에 불과하다. 과일만으로도 비타민을 충분히 섭취할 수 있다. 과일에는 천연 비타민과 미네랄이 풍부하고 체내 흡수율이 높다. 내가 30분 만에 소화가 다 되어서 몸에 활력이 생긴 건 체내 흡수율이 높아서 그렇다. 영양소 섭취 면에서 알약보다 훨씬 효율적이다. 또한 과일에 포함된 파이토케미컬은 암과 뇌졸중, 심혈관질환을 일으키는 활성산소를 제거하는 역할을 한다.

과거에 답이 있다

과일을 그 상태 그대로 먹어야 하는 이유는 소식을 할 수 있기 때문이다. 사과 한 개의 칼로리는 약 72kcal이다. 갈아서 마시게 되면 사과 5~6개를 1분 안에 먹게 된다. 하지만 사과를 잘라서 먹게 되면 2개도 다

못 먹는다. 먹는 시간도 갈아 마시는 것의 8배 이상 차이가 난다. 과일은 그 상태 그대로 먹어야 한다. 그리고 과일은 껍질째 먹는 것이 좋다. 대부분의 과일의 껍질에는 영양이 많다. 또한 과일에는 천연 당분이 많이 있다. 가공식품에 있는 당이 아니라 인체에 무해한 당이 있는데 포도당, 글루코스, 프락토스이다. 이것이 에너지를 건강하게 쓸 수 있게 만들어 준다.

"지금의 삶에서 우리가 가진 것들은 지금까지 우리가 뿌려온 것들의 결과이다. 뿌린 대로 거둔다."

– 앤드류 매튜스

내 몸이 비만이든 질병이든 문제가 발생한다면 과거를 돌아보면 답이 있다. 어떤 식으로 어떻게 먹었는지 생각을 해보면 변화해야 할 식습관이 있다. 건강한 것을 먹어도 먹는 시간을 잘 설정해야 한다. 그리고 과일은 첫 끼에 공복으로 먹어야 가장 효율적으로 체내에 흡수된다.

과일을 저녁에 먹게 된다면 식사 후 활동이 없는 상태에서 잠을 자야 하기 때문에 영양분과 에너지가 몸에 쌓여서 지방으로 전환된다. 아침이나 점심에 먹게 된다면 하루 활동 에너지를 과일에서 뽑아서 사용하기 때문에 건강한 에너지가 생겨서 하루가 기분이 좋다. 내가 뿌려온 생활 습관이 좋지 않았다면 이제는 다시 바꿔서 좋은 생활 습관의 씨앗을 뿌릴 때다. 처음부터 큰 변화는 없을지 모르지만 꾸준히 식단을 바꾸다 보면 큰 열매를 얻을 수 있다.

과일을 먹어야 하는 3가지 이유

1. 소화 기능을 개선한다.

과일은 아미노산과 식이섬유가 풍부하게 있다. 소화 기능을 개선하고 장 건강을 촉진시킨다. 식이섬유는 콜레스테롤 수치를 조절하고, 불필요한 체지방을 제거해 준다.

2. 면역력이 강화된다.

과일에는 베타카로틴과 비타민C 등 다양한 항산화 물질이 있어서 면역력을 강화해준다. 면역력이 높으면 바이러스와 세균으로부터 몸을 보호해 준다.

3. 노화가 예방된다.

과일에 함유된 비타민E, 비타민C, 베타카로틴 등의 항산화 물질이 피부를 건강하게 유지해 주고 노화를 예방해 준다. 또한 독소를 제거해 주기 때문에 과일을 먹으면 몸 안의 독소를 청소하게 해준다.

제철 과일을 먹자

과일은 골고루 다양하게 먹으면 좋다. 계절 별로 나오는 제철 과일을 먹자. 저녁보다는 아침에 먹고 과일과 다른 것을 섞어서 먹지 말자. 과일과 채소는 같이 먹어도 된다. 하지만 되도록 과일만 집중적으로 먹어보자. 한 달만 해도 몸이 달라질 것이다. 나도 공복 과일식으로 몸의 변화가 있었다. 그리고 많은 회원이 시작했고 몸이 건강해졌다. 검증된 방법이니 믿고 따라 해보자. 꾸준히 하다 보면 몸이 활력이 생기고 에너지가 넘칠 것이다.

동물을 통해 배우자

ABCD 식사법

> "식물을 먹는 것은 우리의 몸과 지구를 존중하는 방법 중 하나입니다."
>
> – 알렉스 헤스

ABCD 식사법이란?

ABCD 식사법을 소개한다. ABCD는 Ant(개미), Bee(벌), Chipmunk(북미산 다람쥐), Deer(사슴)의 알파벳 철자의 첫 번째를 따서 만든 식사법이다. 인간과 곤충, 초식 동물은 먹는 것과 움직이는 것이 다르다. 하지만 배울 것은 분명히 있다. 각각의 곤충과 초식 동물을 알아보며 장점을 적용하는 것이 필요하다.

Ant(개미) – 열정

개미의 크기는 매우 작다. 일반적인 크기는 1mm에서 50mm 사이의 범위에 있다. 개미에게는 특징이 있는데 실제로 보면 가만히 있지 않는다. 쉼 없이 움직인다. 그리고 매일매일 먹을 것을 찾아 돌아다닌다. 수개미의 수명은 평균 6개월이다. 개미는 잡식성 곤충이다. 가리는 것 없이 모두 먹기 때문에 자연계에서 청소부라는 역할을 한다.

개미에도 식물성 개미와 육식성 개미가 있다. 식물성 개미의 경우 잎, 꽃, 열매 등의 식물을 먹는다. 육식성 개미는 작은 곤충이나 동물을 사냥하여 먹는다. 개미는 작은 크기의 먹이를 선호하고 사냥한다. 크기가 크면 잘게 잘라서 집으로 가져간다. 개미는 작은 양의 식사를 한다. 개미의 특징 중 하나는 '영양교환행위'이다. '영양교환행위'란 개미가 섭취한 음식물의 일부를 신체 내의 사회 위에 보관해둔다. 배부른 개미가 배고픈 동료를 만나면 사회 위에 보관해두었던 음식물을 토해내 배고픈 동료에게 먹여준다.

개미는 '열정적'이다. 그리고 끊임없이 움직인다. 우리가 개미를 볼 때 편하게 가만히 있는 모습을 본 기억은 거의 없을 것이다. 대부분 먹이를 찾아서 부지런히 움직이며 돌아다닌다. 그리고 개미는 자신이 먹을 수 있는 총량을 알고 그 이상을 먹지 않는다. 뚱뚱한 개미를 본 적이 있는가? 개미허리는 매우 얇다. 개미가 턱 힘이 세서 본인 무게보다 30배 이상의 먹이를 들어도 먹는 건 1인분 딱 본인이 먹을 만큼만 먹는다. 그리고 그만큼 에너지를 써서 움직인다. 그렇기에 살이 찌지 않는다.

개미는 소식을 한다

우리는 개미의 '열정'을 본받아야 한다. 많은 활동과 절제하는 식사를 해야 한다. 소식이 필요하다. 개미가 본인 크기만큼 먹는다면 어떻게 되겠는가? 아마 움직임이 느려지고 활동이 어려워져서 본인 할 일을 다 할 수 없을 것이다. 많은 여성 회원이 항상 물어보는 것이 있다. 자신의 남자친구와 데이트에서 같이 밥을 먹으면 본인만 살이 찐다는 것이다. 이유는 명확하다. 남자보다 여자가 신체적으로 작기 때문이다. 체급 차이가 나는데 같은 음식을 먹는다면? 여자는 무조건 살이 찔 수밖에 없다. 남자와 여자의 몸 안의 기초대사량과 근육량이 다른데 똑같이 먹으면 소화하고 난 이후의 잉여 칼로리가 지방으로 전환되어 쌓인다.

개미는 '소식'을 한다. 인간도 본인의 먹을 만큼만 먹어야 한다. 욕심은 지방을 낳는다. 내가 먹고 싶은 음식을 다 먹는 것은 미래의 내가 먹을 음식마저 미리 먹는 것이다. 우리는 소식과 더불어 개미가 하는 영양교환행위를 해야 한다. 같이 식당에서 밥을 먹으면 우선 더 배가 고픈 사람에게 자신의 밥과 메인 음식을 나눠 주면 된다.

실제로 내가 다이어트를 하는 회원에게 조언했던 팁이다. 다이어트를 하고 있으면 어차피 못 먹는 음식을 미리 양보하면서 주면 다이어트도 되고 점수도 얻을 수 있다. 여기서 중요한 것은 밥을 먹기 전에 미리 나눠주는 것이다. 먹던 것을 주면 안 된다. 미리 주면서 '나는 다이어트를 해야 해서 드세요.'보다는 '오늘 일하는데 너무 고생하시는 것 같아서 이

거 먹고 힘내요.'라는 응원의 말과 함께 주면 더 좋아한다. 특히 배가 더 고픈 사람에게 주면 더 좋아할 것이다. 꼭 정량을 다 먹을 필요는 없다. 개미처럼 열정적으로 운동을 하고 소식을 하면 다이어트는 된다. 개미는 과식을 안 한다.

Bee(벌) – 노력

벌의 크기는 몸길이 1mm 이하의 좀 벌에서부터 70mm가 넘는 대모 벌까지 있다. 네 날개가 있어 하루 종일 많은 곳을 날아다닌다. 일벌의 평균 수명은 5개월이다. "벌은 작은 몸집이지만 큰일을 해내는 법"이라는 말이 있다. 벌은 생태계의 발전을 위해서 많은 일을 한다. 꽃의 꿀을 모으고 꽃가루를 전파한다. 각종 식물과 꽃의 운반자 역할을 하는 벌은 생태계의 번식을 담당한다.

벌과 같이 우리도 꾸준하게 '노력하는 자세'가 필요하다. 식단을 한 가지 정했으면 적어도 3달은 꾸준히 해보자. 설령 그것이 아니라고 해도 하다 보면 무엇이든 배우게 된다. 세상에서 가장 미련한 것이 성공과 실패를 해보지도 않고 포기하는 것이다. 자신이 할 수 있는 범위를 정하고 그 안에서는 최선을 다하는 모습이 필요하다. 벌은 크기가 작지만 본인이 해야 하는 일은 끝까지 완수해낸다. 입으로만 '먹지 말아야지.' 하면서 먹지 말고 위험한 장소에 가지 말고 자신이 정한 목표와 계획을 끝까지 해보자. 그렇게 한걸음 걷다 보면 자신의 몸을 알 수 있다.

내가 해본 실험이 하나 있다. 과연 '나는 외식을 얼마나 해야 살이 찌고 얼마큼 해야 살이 안 찔까?'이다. 운동은 평일 5일 동안 했고 식단도 평일 5일만 다이어트식으로 먹었다. 내가 말한 다이어트식은 닭가슴살, 현미밥, 김치이다. 그리고 주말 토, 일 아침은 기존대로 먹고 토요일 점심, 저녁, 일요일 점심, 저녁 이렇게 4끼를 시도해 보았다. 결론부터 말하자면 1끼를 먹으니 살이 안 찌고 그대로였고 2끼 이상 먹으니 살이 쪘다.

생각보다 외식과 폭식은 다이어트를 방해하는 주요 범인이다. 식당에는 소비자를 유혹하기 위해서 자극적인 음식을 상품으로 내놓는다. 그렇기에 다이어트를 할 때 외식을 하게 되면 다시 요요가 올 가능성이 크다. 실제로 내가 지도했던 회원 대부분이 평일에 건강한 식단과 운동을 했지만 주말에 외식을 하고 오면 살이 2~3kg 더 쪄서 오는 경우가 허다했다. 다이어트는 체내의 지방을 몸 밖으로 내보내는 일이다. 기존의 지방이 많이 있는데 추가로 지방을 더 섭취할 필요는 없다.

벌처럼 가벼운 식사를 하자

벌은 주로 꽃의 꿀과 꽃가루를 먹는다. 꿀과 꽃가루로 생존을 하고 영양을 공급받는다. 꽃의 꿀을 에너지원으로 활용하고 꽃가루를 수집하여서 번식하는데 필요한 단백질과 영양소를 공급받는다. 그리고 꿀과 꽃가루가 없을 때는 나무의 수액이나 과일의 액체로도 영양을 보충한다. 벌은 당을 먹으면서 살아간다. 벌처럼 가벼운 식사를 해보는 것도 좋다. 꼭 무거운 식사만이 잘 먹었다는 것은 아니다. 그리고 다이어트를 할 때는 너무 다양한 종류의 메뉴보다 간단한 식사 패턴이 좋다. 영양소가 부족해서 몸에 문제가 있을 것이라고 생각하는 사람도 있지만 비만한 사람의 몸은 생각보다 영양소가 충분하다. 걱정하지 말자. 몇 끼 안 먹어도 충분히 살아갈 수 있다.

벌은 가만히 있지를 못한다. "벌은 아무것도 하지 않고 있으면 심심해서 그냥 뒷다리를 흔들며 떤다."라는 말도 있다. 수업을 하다 보면 살을 빼야 하는 회원과 살이 쪄야 하는 회원이 있다. 전자는 몸이 크고 후자는 몸이 너무 말랐다. 이 두 회원의 특징은 너무나도 반대다. 살을 빼야 하는 회원은 몸을 안 움직인다. 최대한 시키는 운동만 딱하고 바로 쉰다. 심지어 목이 말라도 참고 쉰다. 그리고 몸은 안 움직이고 말하기를 좋아한다. 하지만 살이 쪄야 하는 회원은 해야 하는 운동을 넘어서 계속 움직인다. 스트레칭을 하고 몸을 풀어주고 물 마시러 가고 계속 몸을 움직인다.

그래서 "제발 좀 가만히 있으세요."라고 이야기를 한다. 집에서도 최대한 움직이지 말고 칼로리를 아끼라고 조언한다. 생각을 해서 한번 움직일 때 효율적으로 움직이는 방법도 알려준다. 먹는 것은 조금만 먹어도 배가 부르고 더 이상 먹기를 거부한다. 이때는 근력 운동으로 몸의 에너지가 더 필요하다는 신호를 보내면 어느 정도 먹는 양이 늘어난다. 그렇게 수업을 하면 몸무게가 올라간다. 다이어트를 하고 싶다면 벌처럼 꾸준히 계속할 일을 찾아서 움직여라. 할 일이 없다면 남을 도와주면서 몸 안의 칼로리를 빼라. 오늘의 활동량은 내일의 몸무게가 될 것이다.

Chipmunk(북미산 다람쥐) – 준비

　다람쥐의 크기는 대체로 몸길이 15~16cm, 꼬리 길이 10~13cm이다. 특히 줄무늬가 있고 볼 주머니가 잘 발달하여 있어서 먹이 운반에 용이하다. 다람쥐의 평균 수명은 5년이다. 나무도 잘 타지만 주로 땅 위에서 더 많이 활동한다. 다람쥐라는 뜻은 재빠르게 잘 달리는 쥐라는 뜻으로 '달리기 쥐'라고도 한다.

　우리가 다람쥐에게 배워야 하는 것은 '준비'이다. 다람쥐는 추운 겨울을 위해서 잣, 도토리, 밤나무 열매를 땅에 묻어 놓는다. 다이어트는 불편함을 감수해야 한다. 쉽게 다이어트를 하기에는 돈만 있으면 된다. 앱만 켜서 신선한 식품을 주문만 하면 시간에 맞춰 택배가 와서 먹을 수 있다. 하지만 다이어트를 위해서는 그렇게 해서는 안 된다. 내가 직접 장을 봐서 샐러드와 건강식을 만들어 먹을 줄 알아야 한다.

　자신이 먹을 음식을 하나하나 준비하는 습관은 다이어트에서 정말 중요하다. 그렇게 간편식을 만들어서 요리 실력이 향상될 수도 있고 나만의 식단을 찾을 수도 있다. 다이어트는 일 년에 한 번만 하는 것이 아니다. 체지방이 올라오고 몸에서 불편함을 느낄 때 언제든 시작해야 하는 것이 다이어트이다. 꾸준하게 몸을 유지하는 것이 가장 좋겠지만 많은 사람들은 살이 찔 때와 살을 뺄 때를 구별해서 산다.

다이어트를 잘하기 위해서는 더 부지런히 움직이고 노력해야 한다. 내가 다이어트를 할 때는 주말에 시장에 장을 봐서 직접 채소를 다듬고 평일 5일 치의 식단을 만들어서 먹는다. 견과류도 소분해서 그때마다 먹었다. 이렇게 하나씩 다 하다 보니 나만의 식단을 찾게 되었다. 아무리 헬스 트레이너가 조언을 하고 그것대로 식단을 하더라도 부족한 것이 있는 것은 사실이다. 나만의 데이터를 찾고 만들어야 한다. 단백질 50g, 탄수화물 100g의 사소한 차이로도 변화가 크게 생길 수도 있다. 하루는 작아 보이지만 10일, 50일, 100일이면 엄청나게 큰 차이로 나타난다.

다람쥐처럼 준비하고 행동하라

내가 나를 모르는데 어떻게 계속 변화를 바랄 수 있을까? 헬스 트레이너와 PT를 받는 것은 아쉽게도 평생 할 수 없다. 언젠가는 본인이 혼자서 해야 한다. 나는 내가 지도하는 회원에게 식단에 대해서 많이 알아야 한다고 강조한다.

"회원님 저는 물고기를 잡아주는 사람이 아니고 물고기 잡는 법을 알려주는 사람입니다. 저에게 최대한 많은 정보를 얻어 가세요."라고 말한다.

식단에서도 자신만의 깨달음으로 한 단계씩 올라가야 한다. 어느 정도 먹었을 때 지방이 올라오는지 알아야 한다. 내 몸을 정확히 알 때 계산하기도 편하고 나중에 식단 조절하기도 편하다.

다람쥐는 곡물을 주식으로 한다. 하지만 비타민 섭취를 위해서 양배

추, 당근, 상추, 과일도 먹는다. 그리고 곤충도 먹는데 사슴벌레나 메뚜기도 먹곤 한다. 다른 단백질원도 섭취한다. 어린 뱀이나 작은 새, 새알, 개구리를 먹기도 한다. 사람은 다람쥐보다 먹을 수 있는 것이 정말 많다. 하지만 알아야 할 것은 다이어트는 '클린 푸드'로 먹어야 한다.

아무리 좋은 음식이라도 수분이 많지 않고 몸에서 흡수가 빠르지 않다면 효과는 크지 않다. 가공식품이 대체로 그렇다. 클린 푸드는 깔끔한 음식이다. 채소와 과일이 그렇다. 추가로 곡물까지 있다. 회원에게 조언을 할 때는 가공식품을 먹지 말라고 한다. 그건 다이어트가 끝나고 나서 먹으라고 한다.

"다람쥐처럼 준비하고 행동하라."라는 말이 있다. 다이어트를 잘하려면 준비와 행동을 해야 한다. 다람쥐는 겨울을 대비해서 식량을 저장한다. 그리고 겨울에 모아둔 식량으로 최소한으로 칼로리를 아끼면서 추운 겨울을 지낸다. 하지만 사람은 반대다. 겨울에 추우니 활동을 더 안 하고 먹는 건 더 많이 먹고 지방을 늘린다. 활동량이 적으면 먹는 양도 줄여야 한다. 다이어트를 꼼꼼하게 준비하는 회원과 그냥 대충하는 회원과의 결과는 정말 다르다. 시간이 지날수록 그 차이는 더 크다.

메타인지가 필요하다

수업을 하면서 어떤 회원을 보면 지방 10kg을 충분히 뺄 수 있는데도 불구하고 본인의 한계를 정해서 더 위로 뛰어넘지 못한다. 그리고 수업 시간에 변명과 할 수 없는 이유를 찾고 말하기 바쁘다. 얼마나 준비를 해 보았는가? 자신의 한계는 어디까지인지 아는가? 얼마만큼 노력했고 어느 정도 할 수 있는지 알고 있는가? 다이어트를 잘하기 위해서는 '자기 객관화'가 필요하다. '자기 객관화'란 개인이 자신의 생각, 감정, 행동을 객관적인 시선으로 바라보고 이해하는 능력을 말한다.

나를 알아야 한다. 내가 어떤 상황에서 먹는 것을 못 참는지 알아야 한다. 또한 다람쥐처럼 준비하고 행동하는 것을 얼마나 할 수 있는지도 알아야 한다. 다람쥐는 볼 주머니를 가지고 있다. 볼 주머니가 탄력이 좋아서 땅콩 7~8개 정도는 쉽게 들어간다. 만약 인간이 다람쥐처럼 볼 주머니가 있다면 입안으로 대형견 한 마리 정도를 통째로 집어넣을 수 있다. 자신이 다람쥐처럼 잘하는 것을 찾아보자. 그리고 다이어트를 위해서 준비하자. 모든 사람에게는 자신만의 강점이 있다. 그것을 찾고 준비해서 실천해 보자. 다람쥐가 당신의 다이어트를 응원할 것이다.

Deer(사슴) - 용기

사슴의 크기는 이렇다. 몸길이는 30~310cm, 어깨높이 20~235cm로 소형 종에서 대형 종까지 크기가 다양하다. 수컷은 암컷보다 조금 더 크다. 사슴의 수명은 평균 15년이다. 사슴은 아침저녁으로 먹이를 찾아 나선다. 다리가 길고 가늘어서 달리기가 빠르다. 속도가 시속 65km/h ~ 80km/h 정도이니 일단 자동차 도로에서 사슴이 달려도 전혀 문제가 없다. 오히려 일반 도로에서 너무 빨리 달리면 신호 위반에 걸릴 수 있다.

먹는 것은 초목과 식물의 잎, 풀, 나무의 싹을 먹고 산다. 다양한 종류의 식물을 섭취한다. 먹는 식물은 바뀌는 계절에 따라서 다르다. 봄과 여름에는 풀이나 싹, 나무의 잎을 주로 먹는다. 가을에는 열매나 견과류를 섭취하고 겨울에는 나무의 식물의 물린 가지, 나무껍질 등을 먹으며 생존한다.

우리는 사슴의 '용기'를 배워야 한다. 사슴은 가늘고 긴 다리로 먼 거리로 이동하면서 먹을 것을 찾아간다. 장소를 바꾸고 상황을 개선한다. 사람은 자신이 하던 습관을 한 번에 바꾸는 것을 어려워한다. 그래서 나쁜 습관이 한번 생기면 그것을 바꾸기 위해서 엄청나게 많은 시간이 걸린다. 자신의 몸이 비만하고 살이 많이 쪘다면 나쁜 습관을 적어도 5개 이상 가지고 있을 가능성이 크다.

우리는 나쁜 환경과 나쁜 습관에서 벗어나야 한다. 사슴처럼 먼 지역으로 이동해서 먹을 것을 찾아보자. 쉽게 먹지 말고 어렵게 먹자. 먹는 것을 불편하게 만들면 귀찮아서 잘 안 먹게 된다. 저녁 먹기 전 러닝 3km를 꼭 해야 한다고 정해두면 어떻게든 러닝 3km를 하게 된다. 먹기 전에 운동을 하자. 그리고 좋은 환경과 좋은 습관을 하나씩 만들어보자.

사슴처럼 용기를 가져라

동물들은 무리 지어서 활동한다. 이유는 포식자가 있으면 서로 경계를 서주면서 돌아가면서 보호해 주기 때문이다. 다이어트 목표를 설정하면 그 목표에 달성하기 위해서 그룹을 만들고 같은 목표를 가진 사람들과 소통을 하며 노력하자. 운동모임이 될 수 있고 다이어트 식단 모임이 될 수 있다. 사람도 관계의 동물이다. 혼자 다이어트하기 힘들다면 같이 함께하자. 그리고 혼자 하는 것이 아니라는 위안과 응원을 받으면서 용기를 가지고 노력해 보자.

사슴은 늦은 봄에 새끼를 임신한다. 그리고 6~7개월이 지나면 출산을 한다. 그렇게 1년 정도 새끼는 어미와 함께 생활하고 그 후에는 독립한다. 1년이 지나면 혼자서 알아서 먹고살아야 한다. 자취해본 적이 있는가? 부모님과 살던 집에서 나와서 자취를 하면 혼자서 하나부터 열까지 다 해야 한다. 옆에서 밥 먹으라고 어떤 옷을 입으라고 말해주는 사람이 아무도 없다. 처음은 너무 행복하고 좋지만 2주만 지나도 괴롭고 힘들다.

"사슴처럼 용기를 가져라."라는 말이 있다. 우리는 용기를 가져야 한다. 처음 경험한 상황에 직면할 때 답답하고 괴롭다. 그리고 성인이 되면 옆에서 잔소리하는 사람이 하나둘씩 없어진다. 자취 생활을 하면서 가장 나쁜 습관은 식습관의 문제이다. 혼자 생활하면서 나쁜 습관이 생활화된다. 그렇게 루틴이 만들어지고 점점 악순환에 빠진다. 다이어트를 마음먹고 지금의 자리에서 일어나서 깔끔하게 집 청소를 하고 시장에서 장을 봐서 식사를 준비하자. 용기를 가지고 하나씩 바꾸어 가자. 사슴은 1년이 지나면 혼자 살아간다. 사람도 성인이 되면 혼자서 식단을 준비하고 건강식을 차려 먹을 수 있다.

다이어트 방법을 배우고 좋은 습관을 몸에 익힌 후 건강한 삶으로 살아보자. 어려움은 항상 생긴다. 적게 움직이고 많이 먹으면 살이 찐다. 나쁜 습관이 모여서 불편한 몸으로 만들어진다. 작은 것도 좋으니 하나씩 바꿔보자. 긍정적인 마음으로 할 수 있다는 용기를 가지고 사슴처럼 달려보자. 사람에게 필요한 것은 아무것도 생각하지 않고 뛸 수 있는 용기이다.

밖에서 달리다 보면 어느 순간 모든 시간이 정지되는 느낌을 받게 된다. 그럴 때 우리 몸과 마음은 회복을 한다. 가슴이 답답하고 막막하면 밖으로 나가 달려보자. 아무것도 생각하지 말고 사슴처럼 저 멀리 달려보자. 땀을 쫙 흘리고 나면 내 안에 잠들어 있던 용기가 다시금 살아서 이야기해 줄 것이다. 지금까지 ABCD 식사법을 소개했다. 다시 정리하면 이렇다.

ABCD 식사법

Ant(개미) – 열정 (많은 활동과 절제하는 식사, 소식)

Bee(벌) – 노력 (꾸준하게 노력하는 자세)

Chipmunk(북미산 다람쥐) – 준비 (불편함을 감수하는 자세)

Deer(사슴) – 용기 (나쁜 습관에서 벗어나기)

하루하루 최선을 다하자

　다이어트를 잘하기 위해서는 개미처럼 열정적으로 살며 끊임없이 움직이자. 벌처럼 꾸준하게 노력하며 포기하지 말자. 다람쥐처럼 다이어트를 준비하며 행동하자. 사슴처럼 용기를 가지고 변화하자. 지금이라는 시간은 다시는 올 수 없다. 나중으로 미루다 보면 더 힘들어지는 것이 다이어트이다. 하루하루 최선을 다해서 살아보자. 오늘 당신의 변화가 미래의 행복을 가져올 수 있게 노력하자.

나이별로 보는 식사 원칙

생애주기식

> "인생은 어떤 문제를 만나는 것이 아니라 어떻게 그 문제에 대처하는
> 가이다."
>
> — 마크 트웨인

사람이 평생 먹어야 하는 음식의 양은 5톤이다

사람은 태어나서 성장하고 죽는다. 이런 성장과 번식 그리고 죽음을
생애주기라고 한다. 이번에는 생애주기식으로 나이에 맞게 어떻게 먹어
야 하는지 알아보자. 인간의 평균 수명은 70~80세이다. 하지만 고대 인
간의 수명은 38세이고 현대인의 수명은 120세이다. 현대 의료가 좋아짐
에 따라서 수명은 지금도 조금씩 늘어나고 있다.

평균 수명은 늘어나지만 관절이나 인대, 건 등은 그대로다. 그리고 노
화의 시간과 속도는 변하지 않는다. 사람은 20살을 기점으로 성장이 멈

추고 노화가 시작된다. 사람마다 일정 부분 시간과 속도는 다르겠지만 성장이 끝나면 노화가 진행된다. 한 연구결과에 따르면 급격하게 노화가 진행되는 구간이 있다고 한다. 그 나이는 바로 35세, 60세, 78세이다.

생애주기에서 봐야 할 것은 이렇다. 사람이 평생 먹어야 하는 음식의 양은 5톤이다. 이 음식의 양을 얼마나 조절하느냐에 따라서 수명이 길어질 수도 짧아질 수도 있다. 초반에 너무 많이 몰아서 먹었다면 나이 들어서 소식으로 몸의 총량을 유지해야 한다. 음식에도 총량이 있다. 우리 기관은 다 소모성이다. 평생 사용할 것 같지만 각자의 수명이 존재한다. 어렸을 때 너무 과하게 몸의 기관을 사용하면 나이가 들면 하나씩 문제가 생긴다.

나이가 들어서 아픈 건 정상이 아니다. 아프지 않고 내 몸을 돌볼 줄 알아야 한다. 건강한 식습관으로 자신의 몸을 소중하게 생각하자. 생애주기에는 5가지 단계가 있다. 유아기, 유소년기, 청소년기, 성인기, 어르신기이다. 하나씩 살펴보자.

유아기(만 4~6세)

유아기는 성장 시기이다. 실제로 이 기간에는 영양소를 골고루 먹고 균형 잡힌 식단을 먹어야 한다. 먹은 음식대로 성장을 잘하기 때문에 어떤 음식을 먹는지가 정말 중요하다. 식단을 구성할 때는 다양한 식품을 먹으면서 신선하고 안전한 식재료를 사용해서 먹어야 한다. 성장기에 먹는 음식은 뼈와 신체 장기에 영양분을 공급한다. 가공식품 같은 텅 빈 칼로리를 많이 먹으면 몸속의 독소가 빠르게 쌓여서 건강이 나빠질 수 있다.

유소년기(만 7~12세)

유소년기도 성장 시기이다. 이때 먹는 음식과 활동량에 따라서 체형과 골격이 달라질 수 있다. 영양도 매우 중요한 시기이다. 먹고 싶은 대로 다 사주면 안 되고 건강에 도움이 되는 음식을 제공해야 한다. 과도한 설탕이나 고지방 음식을 자주 먹게 되면 포화지방과 트랜스 지방이 쌓여 질병을 가져오게 된다. 소아 비만의 원인이 될 수 있다. 또한 나트륨이 함유된 음식은 제한해야 한다. 과한 나트륨 또한 건강의 문제가 된다.

청소년기(만13~18세)

청소년기는 가장 많이 성장할 수 있는 시기이다. 이때 운동을 많이 하면 운동신경이 발달하게 되는데 어렸을 때 했던 운동은 나이 들어서 하는 운동보다 훨씬 효과가 좋다. 수업을 하다 보면 어렸을 때 운동을 했던 회원과 아닌 회원의 차이는 너무나 크다. 어렸을 때 운동을 했던 회원은 운동신경이 발달해 있어서 몸이 좀 무거워도 나중에는 운동을 잘한다. 운동에 이해도가 높고 1개를 알려줘도 8~10개를 이해한다.

하지만 어렸을 때 운동을 안 해본 회원은 수업이 훨씬 어렵다. 이미 나이가 들어서 몸이 고장 났기 때문에 내 맘 같지 않지만 그래도 건강 때문에 열심히는 하는데 몸이 안 따라준다. 청소년기에는 운동을 많이 해야 한다. 어렸을 때의 운동 1년은 나이 들어서 5년과 같다. 청소년기에는 먹는 것도 잘 먹어야 한다. 가장 효과적으로 성장할 수 있는 나이 때에 무엇을 먹고 운동을 하는지가 정말 중요하다.

먹는 습관이 어렸을 때 잘 형성되지 않고 무방비하게 먹게 되면 빠르게 노화와 더불어 건강이 악화된다. 병을 유발하는 식습관에서 멀리하는 노력이 필요하다. 유아기, 유소년기, 청소년기에는 본인 스스로 건강하게 먹을 힘이 없다. 이때는 어른들이 도와주어야 한다. 건강한 식습관을 만들어주기 위해서 노력하고 투자해야 한다. 어렸을 때 먹은 음식은 나이가 들어서 성인이 될 때 덜 아프고 더 건강하게 만들어 준다.

초등학생 때 나는 반에서 1번이었다

나는 4.27kg으로 태어났다. 우량아로 태어나 내가 세상에 나왔을 때 모든 의사와 간호사가 나와서 박수 쳤다고 한다. 하지만 이렇게 크게 태어난 내가 초등학생 때는 반에서 제일 작은 학생이 되었다. 반에서 줄을 서면 남자 중에서 제일 작았다. 항상 1번이었다. 이유는 내가 태어났을 때 담당 의사가 부모님에게 큰 경고를 했다고 한다.

"아이가 초고도비만으로 될 가능성이 높습니다. 절대로 아이에게 음식을 달라는 대로 주지 마세요!"

배가 고파서 울고 있는 어린아이에게 부모님은 의사의 경고가 무서워

정량대로만 주었고 그렇게 나는 소식을 하는 아이가 되었다.

성장기 어렸을 때 먹어야 자라는데 먹지 못했으니 당연히 발육이 늦었고 몸이 작았다. 잘못되었다고 생각이 들 때쯤엔 이미 늦었다. 그래서 초등학교와 중학교 때까지 어머니는 나에게 항상 이야기했다.

"제발 좀 더 먹어라. 한 입만 더 먹고 가라, 아들아!"

초등학교 저학년 때는 하루에 반 공기만 먹어도 충분히 배가 불렀다. 하지만 골격과 발 사이즈는 내가 더 클 수 있음을 명시했다. 고등학생이 될 때쯤에 내 발은 275mm가 되었다.

중학생 때부터 조금씩 먹기 시작하다가 고등학생 때 먹는 양이 매우 많아졌다. 그때 키가 쑥쑥 자랐다. 나이가 들어 군대에서 키를 측정했을 때는 175.6cm이었다. 발 사이즈는 285mm 정도이다. 지금도 나는 갈비뼈가 유난히 나와 있다. 아마 유아기와 유소년기 때부터 먹었다면 180cm는 무난히 넘었을 것 같다는 게 내 추측이다.

청소년기에는 정말 잘 먹어야 한다. 먹는 것도 어떤 것을 먹느냐가 정말 중요하다. 건강한 탄수화물, 단백질, 지방, 채소와 과일 등등 밸런스 있게 먹어야 한다. 그리고 운동을 해야 한다. 절대로 운동을 안 하면 안 된다. 나는 고등학생 때 축구와 농구 그리고 배드민턴을 많이 했다. 잘 먹고 운동을 많이 하는 것이 성장의 지름길이다. 추가로 설명하면 곡식을 많이 먹어야 한다. 한국인에게 밥은 정말 중요하다. 쌀밥도 좋지만 잡곡밥이나 현미밥이면 더 좋다. 무엇을 먹느냐에 따라 사람의 몸이 달라진다.

성인기(만 19~64세)

성인이 되면 성장이 조금씩 멈춘다. 간혹 군대에서 키가 크는 사람도 있다고 하는데 거의 드물다. 20살을 기점으로 성장이 멈추고 퇴화가 시작된다. 근력 운동을 통해서 몸을 변화시키고 싶은 사람은 주로 성인이다. 다행히도 근육은 성인기에도 노력하면 변화가 가능하다.

몸에는 유전적인 것도 있다. 그래서 엘리트 스포츠인 같은 경우 일반 사람은 절대 할 수 없는 동작을 보여준다. 하지만 일반 사람도 후천적인 노력으로 변화를 가져올 수 있다. 근력 운동은 언제 시작해도 상관없다. 바로 지금 이 순간도 가능하다. 내가 변화를 하고 싶다는 마음과 열정만 있다면 바꿀 수 있다. 하지만 성인기에는 조심해야 할 것이 있다. 바로 식단이다. 40대 여성 회원과 상담을 했다. 이야기를 쭉 들어보니 결론은 예전과 지금은 다르다는 것이다.

"20대는 한 끼만 먹어도 다음날 살이 2~3kg 빠졌는데 30대 되니 1~1.5kg 정도만 빠지고 40대 된 지금은 빠지지도 않아요."

예전과 지금은 다르다. 퇴화가 진행되기 때문에 근육량이 매년 감소하게 되니 기초대사량이 빠지기 때문이다. 그래서 나이가 들수록 해야 하는 것은 '소식'과 '운동'이다.

나이가 들면 먹는 양이 달라야 한다

예전에 먹었던 식단은 다 잊어버려라. 그땐 그 나이라서 가능했다. 이제는 다르다. 그것을 인정하고 바꾸어야 한다. 성인기가 되면 인생의 다양한 문제에 직면한다. 회식, 야식, 폭식과 많은 술자리, 직장에서 살아남기 위해서 그리고 내 가정을 먹여 살리기 위해서 어쩔 수 없이 먹어야 한다. 많은 회원이 이런 문제로 인해서 다이어트를 포기한다. 하지만 그럼에도 방법은 있다. 문제가 있다면 그 문제를 해결하는 방법 또한 있다. 포기하고 절망하지 말고 눈을 들어 앞으로 바라보자. 성인기의 장점은 내가 스스로 컨트롤할 수 있다는 것이다.

유아기, 유소년기, 청소년기에는 어른들이 내가 먹을 것을 정해준다. 하지만 성인기에는 내가 선택해서 먹으면 된다. 회식을 했다면 그전에 식사는 소식을 하거나 간헐적 단식을 하면 된다. 하루 섭취 칼로리는 제한하면 된다. 그리고 회식을 하고 나서 일주일간 열심히 운동하면 된다. 운동과 식단을 컨트롤하면 누구나 건강한 몸을 만들 수 있다.

어르신기(만 65세 이상)

65세 이상은 어르신기다. 이 나이 때가 되면 퇴화가 빠르게 진행이 된다. 한해 한 해가 다르다. 몸이 점점 무거워지고 근육은 매년 퇴화한다. 자세가 변화되며 몸속 여러 기관에서 통증이 생긴다. 나이를 먹어서 아프면 큰 손해이다. 처음엔 가족과 이웃 친척이 아프다며 이것저것 챙겨주고 관심을 가져 주지만 계속 아프다고 하면 나중에는 관심도 없다. 아프면 본인만 손해다.

나이를 먹게 되면 예전에 먹었던 것들이 올라온다. 독소가 올라오며 나쁜 지방이 수면 위로 나온다. 어렸을 때는 건강과 면역력이 있어서 나쁜 독소를 밀어내서 한쪽에 저장했지만 점차 퇴화하면서 가장 문제가 되는 기관이 하나씩 고장이 나기 시작한다. 그리고 운동을 과하게 할 수 없게 된다. 움직임이 느려지고 부상 위험이 커진다. 근력 운동에서도 고중량을 하기가 점점 어려워진다. 그렇게 근육이 없어지게 된다.

"지금 있는 곳에서 시작하세요. 당신이 가진 것을 사용하십시오. 할 수 있는 일을 하십시오."

—아서 애쉬

하지만 문제 될 것은 없다. 그럼에도 근력 운동을 꾸준히 하면 빠지는 근육을 잡아 줄 수 있다. 그리고 조금씩 노력하다 보면 근력을 더 늘릴 수도 있다. 힘들지만 불가능한 것은 아니다. 그렇게 근육량이 올라오면 자세가 교정되면서 펴지고 예전만큼의 피지컬로 돌아오게 된다. 노화의 속도를 천천히 할 수 있다. 어르신기가 되면 당연히 먹는 것이 적게 된다. 많이 먹으면 소화가 안 되기 때문에 저절로 소식을 하게 되지만 예전에 먹는 습관이 자리 잡아서 계속 먹는다.

80대 회원의 식단

습관으로 먹는 식사가 몸을 망가뜨릴 수 있다. 지금 수업을 하는 회원 중에 최고령 회원이 있다. 80대 여성 회원이다. 예전에 70대 중반 남성 회원이 최고령 회원이었지만 최고령 회원이 갱신되었다. 식단에 대해서 이야기를 나눴다. 하루에 한 끼만 잘 먹고 나머지는 소식을 한다고 한다. 하루 3끼를 잘 먹지 못한다. 2끼나 1끼로 줄어든다. 나이가 들면 소식을 하게 되어 있다.

음식 총량의 법칙이 있다. 인간이 일생을 살면서 먹을 수 있는 음식의 양이 있다. 그 총량이 넘어가면 몸에 문제가 생긴다. 또한 어떤 음식을 먹는지도 중요하다. 무엇을 먹든지 에너지 있는 음식을 먹어야 한다. 일정 부분이 지나면 몸속 소화기관이 고장 나고 문제가 생긴다. 최대한 오래 건강하게 살고 싶다면 건강한 음식으로 충분한 에너지를 만들어야 한다.

건강하게 나이 드는 것을 목표로 하는 회원이 많아졌다. 50~60대 회원들의 대다수는 아프지 않기 위해서 근력 운동을 한다. 20~30대 회원은 먹기 위해서 운동을 하지만 50~60대 회원들은 몸의 고장이 조금씩 보이니 통증을 느끼지 않기 위해서 운동을 한다. 인간이 얼마나 살지 생각해 보자. 수명이 늘어나면 먹는 양도 더 줄여야 한다. 과식과 폭식은 수명을 줄이는 원인이다. 나이를 먹을수록 먹는 양을 줄이고 운동량을 늘려야 한다.

축구로 보는 다이어트

"축구는 단순한 게임이지만, 단순한 게임을 하기 위해서는 어려운 일
들을 해내야 한다."

– 펠레

월드컵에 대해서

이번에는 월드컵을 통해서 건강을 위한 식사법을 탐구해 보자. 월드컵
은 전 세계 모든 사람이 알고 있는 대회이다. 축구라는 단일 스포츠 대
회 중에서 가장 큰 규모이다. 월드컵은 1930년 이후 4년에 한 번씩 개최
가 된다. 전 세계에서 최고의 축구 국가대표팀을 가리는 경기다. 사람에
게는 각각의 인생의 중요한 순간이 있다. 그 순간이 모여 지금을 이룬다.
중요한 순간에 어떤 선택을 하는지에 대한 결과는 미래의 변화이다. 많
은 것이 달라져 있을 것이다.

월드컵은 축구라는 스포츠로 경기를 한다. 축구란 손과 팔을 공에 대지 않고 발을 이용해 공을 상대의 골대에 넣어 점수를 얻고, 점수의 우열을 통해 승무패를 가리는 '구기 스포츠'다. 비교적 단순한 게임이지만 이게임을 잘하는 사람은 극소수에 불과하다. 엘리트 스포츠인은 높은 연봉과 더불어 많은 팬들이 있다. 공을 상대 골대에 넣기만 하면 승리하는 스포츠이지만 그것을 하기까지 많은 일련의 준비 시간이 있다.

축구는 아무나 할 수 있지만 월드컵에 나갈 수 있는 사람은 소수에 불과하다. 특히 국가대표로 나라를 대표해서 나가는 선수는 전 국민을 대신해서 나가는 만큼 부담감이 엄청 나다. 다이어트도 비슷하다. 다이어트도 아무나 할 수 있지만 보디빌딩 대회에 나가서 순위권 안에 들 수 있는 사람은 극소수이다. 축구를 잘하기 위해서 수많은 트레이닝과 훈련을 하고 자신과의 싸움에서 매일 이겨야 한다. 절대로 쉬운 것은 아무것도 없다. 다이어트도 똑같다. 자신이 정한 계획을 미루지 않고 하나씩 해나가는 사람은 다이어트에 성공할 수 있다.

월드컵은 4년에 한 번씩 개최된다. 몸 관리가 필요한 사람은 아무리 못해도 4년에 한 번은 자신의 몸에 대해 신경을 쓰는 날이 필요하다. 우리 몸은 소모성이다. 관절과 몸 안의 내장 기관은 그 수명이 다 끝나면 멈춘다. 하지만 그것을 잘 관리하면 오래 사용할 수도 있다. 몸 안에 많이 쌓인 지방을 정상화로 만들어야 한다. 적어도 4년에 한 번은 말이다. 내 몸을 청소하는 시간이 필요하다. 청소하지 않고 방치하다간 언젠가 내 몸이

제 기능을 하지 못하고 사용을 할 수 없게 된다.

몸에도 규칙이 있다

> "항상 위기가 닥칠 때마다 99%는 내게 책임이 있다고 생각한다."
>
> – 박지성

1년에 한 번씩 건강검진을 받을 때마다 건강 상태를 신경 써서 한 3달만 하고 다시 9개월은 평소대로 먹는다. 그렇게 건강이 점점 더 악화되어 큰 병을 얻는다. 이 스토리는 많은 회원에게 들었던 이야기다. 몸의 위기가 있다는 것은 99% 자신에게 책임이 있다. 내가 먹었으니 살이 찐 거고 내가 운동을 안 했으니 몸이 변하지 않은 거다. 변명과 핑계가 필요 없다. 적어도 운동은 정직하다. 한 만큼 변하고 좋아진다. 안 하면 좋아지지 않는다. 말로만 하는 운동은 한계가 있다. 다이어트는 머리가 좋다고 잘하는 것이 아니다. 실행력이 강한 사람이 승리한다.

축구에는 규칙이 있다. 우선 출전 선수는 11명씩 한 팀을 이루어 두 팀이 경기를 한다. 시간은 45분씩 전반전, 후반전으로 나누고 총 90분으로 경기를 한다. 전반전, 후반전 모두 45분이 지나면 추가시간이 있는데 보통 1~3분으로 심판이 정한다. 경기 종료는 주심만이 종료를 선언할 수 있다. 이렇게 인기가 많은 스포츠에는 그에 맞는 정확한 규율이 있다. 반칙을 하거나 규칙을 위반하는 행위를 하면 심판이 즉각 옐로카드나 레드카드로 바로 징계를 한다.

하지만 다이어트에서는 다르다. 규칙과 심판이 있지만 따르지 않는다. 다이어트의 규칙은 이렇다. 한 사람이 하루의 활동량을 설정해서 그에 맞는 칼로리를 섭취하고 그 이상 필요 없는 칼로리는 섭취하지 않는다. 하지만 활동량 대비 추가로 칼로리를 섭취하면 몸 안에 더 넣을 공간이 없어서 탄수화물이나 단백질이 지방으로 전환되어 몸 안에 쌓인다. 이렇게 쌓인 지방은 점점 자신의 몸을 불편하게 만든다. 지방이 더 많아지면 혈관을 막게 되고 독성이 많아져서 큰 병을 만들게 한다. 이렇게 몸이 불편하고 체력이 떨어지면 그때 헬스 트레이너라는 심판을 찾는다.

헬스 트레이너는 그 즉시 문제를 바로잡고 옐로카드를 남발하면서 수정을 요구한다. 이렇게 문제를 발견해서 변화하게 되면 다시 몸은 정상으로 돌아온다. 하지만 헬스 트레이너가 요구하는 말을 듣지 않고 계속 경고를 받는다면 언젠가는 몸에서 레드카드를 받게 되어 큰 문제가 나타날 수 있다. 우리는 그런 문제를 겪지 않도록 해야 한다. 섭취량이 많다면 활동량을 늘려야 한다. 활동량을 늘릴 수 없다면 섭취량을 줄여야 한다. 먼저 다 먹고 그다음 활동하는 것은 위험하다.

내일 받을 대가를 위해 오늘 값을 치르자

> "미래의 보상은 현재의 노력으로 이루어야 한다.
> 어제 값을 치른 대가로 오늘 받고, 내일 받을 대가를 위해, 오늘 먼저
> 값을 치른다."
>
> — 손흥민

우리는 먼저 활동을 해야 한다. 운동을 먼저 하고 먹어야 한다. 먹고 나서 운동하는 것은 너무 힘들다. 이미 몸은 먹은 음식물을 소화하는데 온 힘과 에너지를 쏟고 있다. 먹기 전에 운동을 하고 먹자. 월드컵 식사법은 4년에 한 번은 자신의 몸의 규칙과 규율을 따르는 시간을 갖는 것이다.

절대로 미래의 보상을 먼저 받지 말자. 그런 습관은 큰 위험을 초래한다. 활동을 안 했다면 칼로리를 소비 안 했다면 그만큼 먹지 말자. 소비한 만큼 먹자. 그렇게 한다면 몸은 건강하게 된다. 축구라는 스포츠를 전 세계 사람들이 열광하는 이유가 있다. 그것은 반전이 존재하기 때문이다. 후반 42분 코너킥 상황에서 우리는 두 손을 모으고 공격에서 한 골이 터지기 간절히 원한다. 그리고 불가능할 것 같았던 상황에서 역전을 하고 승리를 한다.

축구는 한 편의 영화이다. 희로애락과 다양한 기승전결이 있는 스포

츠이다. 혹시 뚱뚱한 축구선수를 본 적이 있는가? 배가 남산만 하게 나와서 최전방 스트라이커로 공을 잡고 드리블한다면 어떨까? 축구선수가 되기 위해서 다이어트는 기본 중의 기본이다. 아니 오히려 선수들이 받는 훈련을 하면 어쩌면 저절로 다이어트가 될지도 모른다.

사람의 몸은 적당히 야위게 만들어져 있다. 너무 과한 지방은 몸에 문제가 생긴다. 축구선수와 같은 몸을 만들어보자. 많은 활동을 하고 뛰기 위해서 건강식을 챙겨 먹자. 모든 사람이 축구선수를 목표로 하지는 않지만 나는 모두가 축구선수 몸매를 닮아가길 원한다. 자리에 앉아서 축구를 보면서 움직이지 않고 먹기만 하는 것이 아니라 직접 뛰어보자. 그렇게 몸을 단련하며 변화를 가져보자.

다이어트는 은퇴가 없다

"힘든가? 오늘 걷지 않으면 내일 뛰어야 한다."

– 카를레스 푸욜

스페인의 전 축구선수이다. FC 바르셀로나의 전성기를 이끈 원클럽맨이다. 카를레스 푸욜은 축구를 생각하며 말했지만 나는 다이어트에서도 사용할 수 있는 아주 좋은 말이라고 생각한다. 인간은 평생 다이어트를 해야 하며 살아야 한다. 살은 찔 수도 다시 빠질 수도 있다. 하지만 너무 급격하게 찌거나 빠지면 고통스럽다. 고통을 나누어야 한다. 살이 조금 쪘다면 다시 빠르게 빼서 다이어트의 굴곡을 심하게 만들지 않아야 한다. 과한 다이어트는 너무나 고통스럽다.

그리고 인생의 후반부로 가면 갈수록 체력적으로 지치고 에너지가 떨어진다. 다이어트도 나이를 먹으면 먹을수록 예전만큼 노력하며 열정적으로 운동하지도 못한다. 축구선수는 결국 은퇴를 한다. 나이는 조금씩 다르지만 30대 이후가 되면 서서히 은퇴를 한다. 다이어트는 은퇴가 없다. 그리고 후반전에서 많은 경고를 받고 누적이 되면 퇴장을 받아 죽게 된다. 인생의 퇴장은 사망이다.

심판의 조언과 이야기를 잘 듣고 끝까지 자신의 수명을 잘 보존해야한다. 과도한 지방으로 인해서 인생의 짧은 퇴장을 받게 되면 얼마나 비극적인 일인가 생각해야 한다. 맛있는 음식을 모두 같이 먹더라도 그중 한 사람은 다음날 소식을 하고 관리를 한다. 다른 사람은 운동을 한다. 모두가 맛있는 음식을 같이 먹었지만 옐로카드를 받는 사람은 자신 혼자다. 자신은 운동도 안 하고 먹기만 했으니 경고를 받는 것이다.

지금 주변의 심판이 경고를 하고 있는지 봐야 한다. 심판은 헬스 트레이너가 될 수도 있고 주변 지인이나 가족이 될 수도 있다.

"너 관리 좀 해야겠다."

"배 좀 봐 다이어트 언제 할 거야?"

이렇게 이야기를 들으면 심판에게서 경고를 받은 것이다. 그럼 그 즉시 바꾸어야 한다. 식습관과 생활 패턴을 교정하고 수정해야 한다. 나는 당신이 인생의 후반전을 잘 치르고 연장전에 추가시간까지 얻어서 오래오래 건강하게 나이 들어 세상을 떠났으면 좋겠다. 부상당하지 않고 건강하게.

당신은 건강한 사람입니까?

> "꾸준한 자기관리와 운동으로 모든 질병을 예방할 수 있다."
>
> – 이원웅

이 세상에서 살아가는 많은 생명은 끝이 존재합니다. 한 생명이 태어나 살아가고 노화를 경험하며 인생을 지내다가 죽음을 맞이합니다. 아끼던 강아지에게 오래 살라고 예방 주사를 놓습니다. 그리고 강아지가 많이 먹어서 살이 찌면 주인은 사료를 조금 주면서 다이어트하는 강아지에게 지금의 고통을 감당하라고 합니다. 먹는 것을 너무 좋아하는 강아지에게 좋은 게 좋다며 계속 사료를 주는 주인은 없습니다. 나중에 큰 문제가 올 것을 알기 때문입니다.

사람도 똑같습니다. 사람에게 주어진 인체의 시계가 있습니다. 그 시계 속에서 어떤 사람들은 천천히 가게 설정하고 어떤 사람은 빨리 가게 방치하는 사람도 있습니다. 요즘 세상에서 심각하게 다루는 키워드가 바로 '가속 노화'입니다. 노화란 한 생물체가 점차 나이를 먹고 노화되는 과정을 말합니다. 노화가 진행되면 피부의 주름이 더 생기고, 근육은 점차 빠지며, 머리카락은 검은 머리에서 흰머리로 변화가 진행됩니다.

보이는 외부뿐만 아니라 내부 장기의 여러 기관의 능력도 약화가 됩니다. 그래서 더 소화도 안 되고 혈액순환도 느려져서 몸속 이곳저곳이 아파집니다. 이런 노화가 점점 더 빨라지는 것이 가속 노화입니다. 가속 노화가 진행되면 70대에 오는 문제가 50대에 오게 되고 50대에 오는 문제가 30대 더 빠르면 20대 중 후반에도 올 수 있습니다. 한 예로 50대 이상의 중년 이상에서 발생하는 문제인 '오십견'이 있습니다. 오십견은 어깨 관절의 통증과 제한된 움직임으로 문제가 되는 상태입니다. 오십견이 오면 관절 주변의 인대, 건, 근육의 염증이나 손상이 오게 됩니다. 오십견이 오면 팔을 귀 옆으로 올리는 것이 제한됩니다.

오십견은 최근 20~30대에서도 많이 나타나고 있습니다. 어깨 관절을 자주 움직이지 않고 제한된 움직임만 가지고 있기 때문에 더 빠르게 나타나곤 합니다. 이렇게 가속 노화가 진행되면 앞으로의 문제는 더욱 심각해집니다. 근육과 내부 장기가 원활하게 움직이지 않게 됩니다. 또한 계속 악화가 되기 때문에 몸속 여기저기 아파지게 됩니다. 그래서 쉬는 날마다 자주 병원에 가야 하는 상황에 놓이게 됩니다.

60~80대 회원님들과 수업을 하다 보면 회원님들이 건강의 중요성에

대해서 많이 강조합니다. 그래서 저도 직업적인 부분을 떠나서도 앞으로 자신의 몸에 더 소중하게 대해주고 몸에 들어오는 음식과 영양에 더 신경을 써야겠다고 다짐하게 됩니다. 건강을 잃으면 아무것도 소용없습니다. 많은 재산과 가족 그리고 명예가 있더라도 자신이 건강하지 않다면 행복하지 않는 삶을 살게 될 것입니다.

PT 수업을 하면서 안타까운 것은 이미 통증이 생겨 문제가 있는 상황에서 운동을 오시는 회원님들을 만날 때입니다. 그전에 미리 관리하고 노력해서 예방을 했으면 이렇게 고통스럽지도 않았을 텐데 하는 아쉬움이 있습니다. 사람은 운동을 해야 하는 동물입니다. 모든 동물은 하루에 필요한 칼로리를 소모하고 잠을 잡니다. 아무리 사회가 발전하고 좋아져도 먹고 자고 먹고 자고를 반복한다면 뼈는 더욱 약해지고 인대와 건 그리고 근육은 짧아져서 나중에는 몸 전체가 약하고 뻣뻣해서 몸을 조금만 움직여도 비명을 지를 것입니다.

운동을 해야 합니다. 자신의 수준에 맞는 운동을 꾸준히 해야 합니다. 더욱 건강에 신경을 써야 합니다. 또한 건강한 음식을 먹어야 합니다. 세상에서 가장 소중하고 사랑스러운 강아지에게도 좋은 영양제와 비싼 사료를 적당량만큼 주는데 자신의 몸에는 어떤 음식을 넣어줘야 할까요? 가공식품 회사는 다양한 화학물질 첨가로 더 많이 먹게 유도하며 많은 광고비와 마케팅으로 사람들을 현혹할 겁니다. 그렇게 모든 음식이 사람에게 도움이 되고 건강에 바람직하다고 광고를 할 것입니다.

하지만 큰 틀에서 원칙만 알면 중심을 지킬 수 있습니다.

3가지 질문에 YES라고 생각이 든다면 먹어도 됩니다.

1. 이것을 먹고 건강을 유지할 수 있는가?

2. 자연에서 바로 나온 음식인가?

3. 이 음식을 먹고 나서 속이 편한가?

그래도 모르겠다면 주변 사람 3명에게 물어보세요.

"이 음식을 내가 먹으려고 하는 게 건강에 도움이 되는 음식인가요?"

친한 사람이라면 정말 솔직하게 말해줄 것입니다. 그래도 모르겠다면 담당 헬스 트레이너에게 물어보세요.

500피스 퍼즐을 구매해서 맞춰보았습니다. 자연이 아름다운 그림이 있는 퍼즐이었습니다. 그 중 많은 별이 있었는데 퍼즐이다 보니 점 하나, 점 두 개 이렇게 있어서 뭐가 뭔지 하나도 몰랐습니다. 그러던 와중 하나의 퍼즐을 끼워 넣었는데 내가 보니 정확하다고 생각했지만 점점 맞춰보다 보니 어색해 보였습니다. 그래서 다시 빼고 정확한 퍼즐을 찾아서 넣으니 너무 깔끔하게 잘 맞았습니다. 사람에게도 딱 맞는 음식이 있습니다. 다이어트와 건강한 몸을 만들기 위해서 자신에게 맞는 음식을 먹어야 합니다.

입에 맛있는 음식보다 몸이 원하는 음식을 먹어야 합니다. 맞지 않는 옷을 억지로 걸치는 것보다 자신에게 딱 맞는 옷을 입을 때 사람은 가장 멋있어 보입니다. 너무 멀리 돌아가지 말고 제자리로 돌아오세요. 그리고 다시 거울을 보며 현실을 정확하게 판단하고 노력해 보세요. '올바른 운동'과 '건강한 식단' 이 두 가지만이 여러분의 인생에 행복을 가져다줄 수 있는 생활 방침입니다. 앞으로 여러분의 노력과 열정에 미리 박수를 보냅니다. 응원하겠습니다.